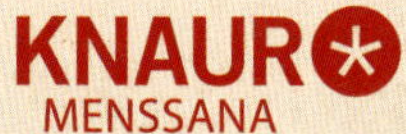
KNAUR
MENSSANA

Christine Ferrari

mit Andrea Micus

DIE GEWÜRZ-APOTHEKE

Einfache Rezepturen aus der traditionellen orientalischen Heilkunde

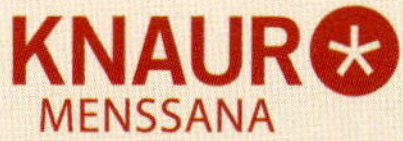

Die in diesem Buch vorgestellten Rezepturen wurden von der Autorin und dem Verlag sorgfältig geprüft und haben sich in der Praxis bewährt. Da jeder Mensch für sich besonders ist, können wir allerdings Ergebnisse nicht garantieren. Der Verlag und die Autorin schließen jegliche Haftung für Gesundheits- und Personenschäden aus.

Besuchen Sie uns im Internet:
www.mens-sana.de

Aus Verantwortung für die Umwelt hat sich die Verlagsgruppe Droemer Knaur zu einer nachhaltigen Buchproduktion verpflichtet. Der bewusste Umgang mit unseren Ressourcen, der Schutz unseres Klimas und der Natur gehören zu unseren obersten Unternehmenszielen. Gemeinsam mit unseren Partnern und Lieferanten setzen wir uns für eine klimaneutrale Buchproduktion ein, die den Erwerb von Klimazertifikaten zur Kompensation des CO_2-Ausstoßes einschließt. Weitere Informationen finden Sie unter: www.klimaneutralerverlag.de

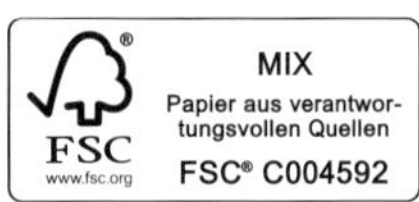

Originalausgabe September 2021

Ein Imprint der Verlagsgruppe Droemer Knaur GmbH & Co. KG, München

Redaktion: Michaela Zelfel
Covergestaltung: atelier-sanna.com, München
Coverabbildung: Mohamed Saad, Christine Ferrari und CREATIVE ART COTTAGE; Antonina Vlasova; Matt Ragen/Shutterstock.com
Abbildungen im Innenteil:
Archiv Christine Ferrari: S. 9, 11, 12, 14, 17, 18, 20, 21, 23, 26, 27, 27, 28, 29, 31, 39, 41, 42, 47, 48, 49, 49, 50, 51, 54, 55, 59, 62, 63, 67, 70, 71, 72, 72, 74, 75, 78, 79, 82, 83, 86, 87, 100, 101, 114, 118, 120, 122, 123, 125, 128, 128, 131, 132, 133, 134, 135, 137, 137, 138, 140, 142, 143, 144, 145, 146, 147, 155, 156, 156, 156, 156, 156
Mohamed Saad: S. 8, 15, 22, 24, 36, 37, 38, 41, 43, 44, 46, 58, 60, 66, 90, 91, 94, 95, 96, 97, 102, 103, 124, 130, 131, 134, 137, 141, 148, 149, 157
Alle anderen Abbildungen von Shutterstock.com
Satz: Adobe InDesign im Verlag
Druck und Bindung: Firmengruppe APPL, aprinta druck GmbH, Wemding
ISBN 978-3-426-65886-4

5 4 3 2 1

Inhalt

Wirksam ist der Zauber
zusammen mit dem Heilmittel,
wirksam ist das Heilmittel
zusammen mit dem Zauber.

Aus dem Papyrus Ebers, Buchrolle zur
Heilkunde Altägyptens aus dem 16. Jahrhundert v. Chr.

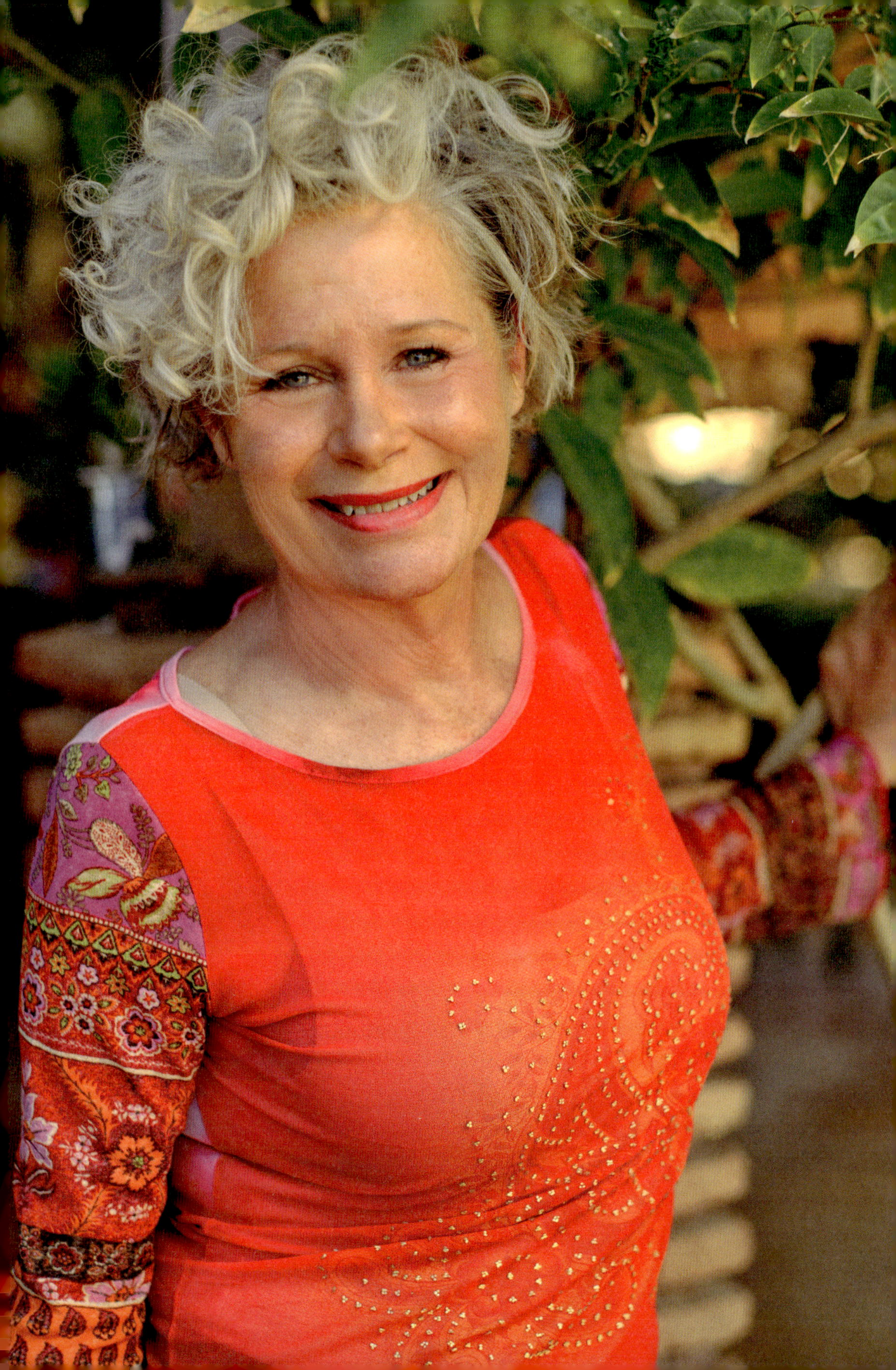

Vorwort

Ich lebe im Paradies! Genauer im »Le Paradis du Safran«, einem etwa zweieinhalb Hektar großen Gelände, 30 Kilometer südlich der marokkanischen Touristenmetropole Marrakesch. Ganz in der Nähe verläuft die Zentralstraße Route Ourika, die den üppig blühenden Norden Marokkos mit dem zunehmend trockener werdenden Süden verbindet und sich irgendwann, nach circa 350 Kilometern, in den Sanddünen der Sahara verliert.

Wenn Sie zu mir möchten, biegen Sie schon bei Kilometer 31 nach links ab, fahren ein bisschen Zickzack durch das kleine Berberdörfchen Ourika und stehen irgendwann vor einem imposanten gemauerten Portal mit einem schweren schwarzen Eisentor in der Mitte.

Dahinter liegt mein Zuhause, mein Paradies, mein Glück!

Nutzen Sie die Glocke und gedulden Sie sich ein paar Augenblicke, bis sich das Tor öffnet. Einer meiner Angestellten, Zahra, Aicha, Omar oder Said, wird Sie mit einem freundlichen Lächeln, einer höflichen Verbeugung und den Worten »Marhaba Bikoum« – Herzlich willkommen! – begrüßen und hineinbitten.

In meinem Garten erwartet Sie, nach einem Glas Blütenmineralwasser zur Erfrischung, eine faszinierende Natur: zum Durchatmen, Ankommen, Abschalten und Innehalten. Aber auch zum Staunen und Genießen, zum Schlemmen und Kosten. Denn was hier wächst, sieht nicht nur schön aus, sondern schenkt auch Gesundheit und Wohlbefinden.

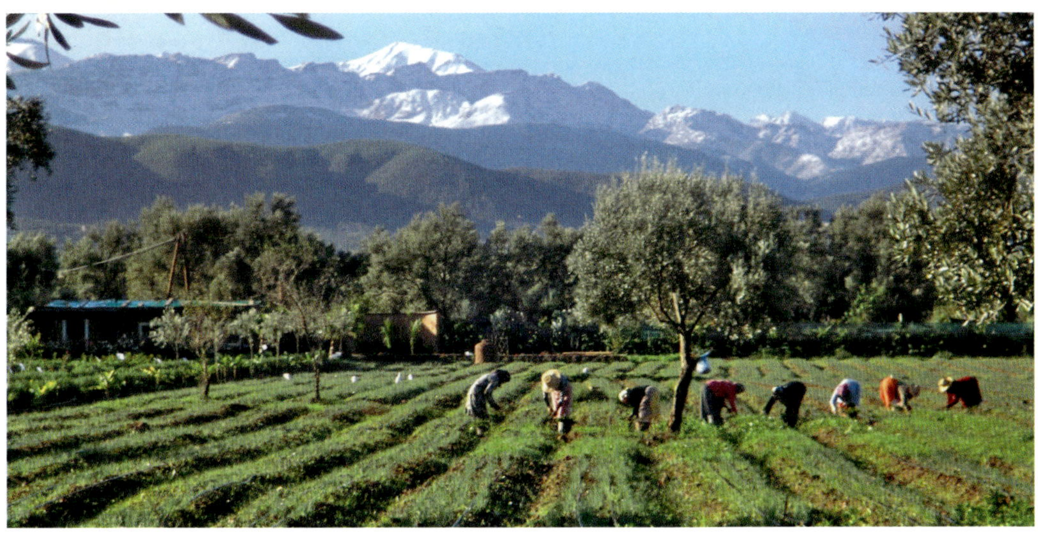

Mein Garten ist eine blühende Oase, ein Paradies, ein buntes Kaleidoskop der Heilpflanzen Nordafrikas, eine duftende Gewürzapotheke des Orients. Aber bevor ich weiter davon schwärme, wie schön es hier ist, möchte ich, dass Sie etwas mehr über mich erfahren, damit Sie meine tiefe Liebe zu diesem Land, seinen Menschen und der Natur verstehen.

Ich komme aus der Schweiz, genauer gesagt aus Basel, und hatte schon früh Freude an fremden Sprachen, an fremden Menschen, am anderen. Vermutlich habe ich das von meinen Eltern, die mit mir und meiner zwei Jahre jüngeren Schwester seit jeher viel verreisten.

Um später schnell in die weite Welt zu können, wurde ich Hotelkauffrau. Neben meiner Muttersprache Schweizerdeutsch beherrsche ich Deutsch, Französisch, Englisch und etwas Japanisch, also arbeitete ich ein paar Jahre im Ausland. Aber schon damals hatte ich ein feines Gespür für den Wandel, wusste, wann etwas auserzählt war, und nach fünf Jahren wollte ich, dass etwas Neues beginnt.

Ein Bekannter brachte mich auf die Idee, mit Heilkräuterextrakten zu handeln, und da mich das Thema schon immer faszinierte, machte ich mich mit einer kleinen Firma selbstständig. Es wurde ein Familienbetrieb, denn meine Eltern machten mit. Mein Vater kam aus der Lebensmittelindustrie, meine Mutter war Bankkauffrau. Ideal! Damals lernte ich auch meinen späteren Mann Eros, einen Technikfachmann, kennen. Wir kauften ein wunderschönes Haus und ich hatte mit Ende dreißig alles, was ich mir wünschte.

Hier hätte die Geschichte enden können, aber bei mir kam alles, wie bei vielen anderen auch, ganz anders als geplant. Großunternehmen machten mir Konkurrenz und meine Firma war nicht mehr rentabel. Ich musste mich umorientieren und begann einen dritten Neustart in der Verwaltung einer Gemeinde. Ich arbeitete viel, offenbar zu viel, denn Eros war irgendwann auf Abwegen. Meine Ehe ging in die Brüche, wir verkauften das Haus und ich, ja, ich konzentrierte mich auf das, was geblieben war: die Arbeit. Ich machte Karriere. Im Laufe der Jahre schaffte ich es auf den Chefsessel einer Gemeindeverwaltung mit 45 Mitarbeitern. Das hieß zwölf Stunden Arbeit, Tag für Tag, oft auch am Wochenende. Finanziell ging es mir prächtig. Ich gönnte mir viel: Designerkleidung, teure Kosmetik, Antiquitäten im Wohnzimmer. Aber etwas fehlte. Zwischen Schreibtisch und Sofa wurde ich zu einer Suchenden und spürte erneut, dass meine Zeit reif war für Veränderung. In dieser Stimmung startete ich eine Reise in die Wüste: in die marokkanische Sahara.

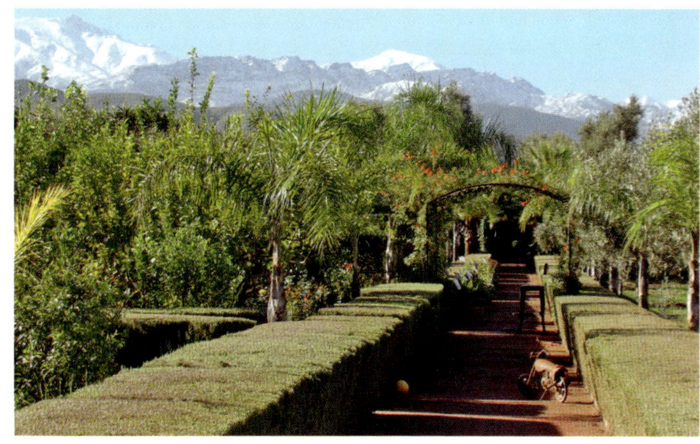

Die Stille, die Weite, unbekannte Gerüche, unter mir Sisalmatten und bunte gewebte Berberdecken, über mir ein spektakulär funkelndes Sternenmeer, das faszinierte mich so sehr, dass ich mehr davon wollte. Weil ich mich leider von einem Betrüger locken ließ, zog ich rückblickend eine Spur zu schnell in die sagenumwobene Oasenstadt Zagora, das berühmte Eingangstor zur Sahara. Was ich dort wollte, weiß ich im Nachhinein nicht mehr so genau. Es drehte sich zu vieles in meinem Kopf und auch in meinem Herzen.

Nach zwei Jahren durchschaute ich das Spiel und zog die Reißleine. Nur so viel: Das verpatzte Wüstenabenteuer hatte mich da meine Illusionen und einen großen Teil meines nicht unerheblichen Vermögens gekostet. Als ich allein die knapp 400 Kilometer zurück Richtung Marrakesch fuhr, war ich ziemlich ernüchtert und zwischendurch auch ein bisschen verzweifelt, denn ich hatte keine Ahnung, wohin meine Lebensreise nun gehen sollte.

Viele Wege standen mir offen, aber nichts wies mir die Richtung. Wohin sollte ich jetzt? Zurück in die Schweiz, wo ich alle Zelte abgebrochen hatte? »Wir haben immer noch unsere Firma, im Moment kocht sie auf Sparflamme, aber wir können sie schnell wieder ausbauen«, versuchte mich mein Vater nach Hause zu locken. Und Eros, der von meinem Ehemann zu meinem besten Freund geworden war, riet mir eindringlich, wieder in die Verwaltung einzusteigen. »Du hast einen super Job gemacht. Die nehmen dich sofort zurück. Frage einfach danach!«, so sein dringlicher Appell.

Ich war ratlos. Gehen? Oder bleiben? Und noch einmal etwas wagen, ohne die falsche Brille auf der Nase zu haben? Ich brauchte Bedenkzeit. Und mit jedem Tag, den die Wüste und die dort gemachten Erfahrungen hinter mir lagen, spürte ich, dass Marokko seinen Zauber trotz allem nicht verloren hatte. Der Satz meiner Freundin Silvia, die in Marrakesch ein Gästehaus führt, gab schließlich den Ausschlag. »Marokko hat eine große innere Kraft. Lass dich darauf ein und du wirst sehen, wie glücklich dich das Land macht.«

Ich beschloss zu bleiben, wollte aber das Land und seine Bewohner anders kennenlernen und mir dieses Mal Zeit nehmen, um nicht nur wieder etwas Neues, sondern das Richtige anzufangen. Ich nahm mir deshalb erst einmal eine Auszeit und bereiste intensiv meine Wunschheimat. Ich sah mir all die berühmten Sehenswürdigkeiten an, spazierte Endlos-Strände entlang, lief durch Geröllwüsten und schaukelte im Jeep durchs Gebirge. Ich wollte erspüren, wie dieses Land funktioniert und seine Bewohner »ticken«, ich wollte sehen, was gut passt und was nicht, um irgendwo meinen Platz in diesem Gefüge zu finden.

Später mietete ich mir eine Wohnung in Marrakesch und lernte intensiv Arabisch und die Grundzüge der Berbersprache. Ich ließ mich aber auch treiben, in den quirligen Gassen, in denen man hinter jeder Ecke etwas Neues, Faszinierendes entdecken kann und in denen es immer so unfassbar gut duftet. Ich freundete mich mit einer Berberfamilie an, die in den Bergen am Fuße des Atlasgebirges lebt und mich häufig einlud – nicht als Gast, sondern als Vertraute, als Freundin. Ich durfte miterleben, wie die Menschen zwischen Zedern und Olivenbäumen, zwischen grasenden Ziegen und Eseln ein karges, aber zufriedenes Leben führten. Ich war dabei, wenn sie ihre Feste feierten, gemeinsam kochten und aßen, und es weckte immer mehr meine Aufmerksamkeit, wie sie sich mit dem, was in ihrem Umfeld wuchs, gesund hielten und wenn nötig heilten.

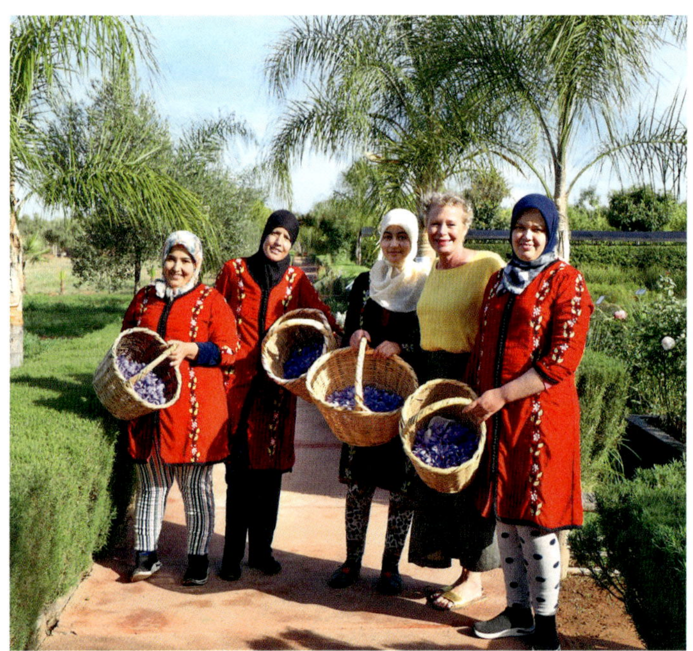

Durch meine Erfahrung mit dem Heilpflanzenhandel hatte ich ein ordentliches Grundwissen. Jetzt aber wollte ich mehr wissen, fragte viel nach, besuchte geheimnisvolle Heiler und ließ mich neugierig auf ihre häufig recht ruppigen Methoden ein, die aber immer halfen.

Irgendwann hörte ich vom Safran, lernte, dass er nicht nur gut schmeckt, sondern auch guttut, dem Körper und der Seele gleichermaßen. Und dann schloss sich, was ich Fügung nenne, der Kreis. Ich bekam über einen Verein, der in Marokko experimentier- und investitionsfreudige Ausländer

berät, das Angebot, eine Safranfarm zu besuchen, ganz in der Nähe des Ortes, in dem ich heute lebe.
Der Ausflug veränderte mein Leben!
Es war der Geruch dieser einzigartigen Landschaft, der Blick auf die schneebedeckten Gipfel des Atlasgebirges, die warme Stimmung, die mich umhüllte und mir sagte: Es ist gut, hier draußen zu leben, mit der Aufgabe, dieser seltenen Pflanze, die schmeckt und heilt, mehr Lebensraum zu geben. Und plötzlich war klar, was ich wollte: eine eigene Safranfarm!
2012 fand ich das passende Grundstück für meine Pläne. Es gab nichts außer dem Feld und einer kleinen Lehmhütte, die als Ziegenstall genutzt wurde. Es gab kein Tor, keinen Zaun, keinen Parkplatz, nur ein paar Grenzpfosten und einen Zettel mit den Lagekoordinaten.
Mit zwölf Mitarbeitern, allesamt Berber aus den umliegenden Dörfern, legte ich rasch los und pflanzte im Hochsommer innerhalb von zwei Wochen 600 000 Knollen der wertvollen Krokuspflanze, bei 40 Grad im Schatten. Es war eine Knochenarbeit, aber trotz aller Anstrengung auch ein unvergessliches Abenteuer. Wir waren ein Team, schufteten, aßen und lachten zusammen.
Übrigens singen Berber, wenn sie arbeiten, und ich genoss es, ihre wunderbar melodischen Lieder zu hören. Der Gesang schwebte wie eine wohltuende Wolke über dem Feld und verbreitete eine faszinierende Stimmung. Es war, als ob die Menschen, die fleißig und gebückt mit den Händen in der Erde werkelten, gleichzeitig ein Konzert gaben. Es klang feierlich, ehrlich, aus ganzem Herzen und man spürte, wie segensreich dieses Leben hier sein kann.
Ich muss nicht erwähnen, dass wir ohne wesentliche Hilfsmittel pflanzten, und dazu mit vielen Widrigkeiten. Die Wasserpumpen fielen ständig aus, ein Brunnen brach zusammen, die zu Hilfe eilende Firma versuchte mich übers Ohr zu hauen. Ein Abenteuer, wie man es nur im Orient erlebt. Aber es klappte und vieles andere auch. Nach drei Monaten kündigte ich mein schickes Appartement in Marrakesch und zog in mein damals nur notdürftig renoviertes Lehmhäuschen: 30 Quadratmeter, mit einer Dusche im Anbau. Einfach, aber schön. Ich war glücklich dort, weil ich mich angekommen fühlte und deshalb überhaupt keine Lust mehr auf den Trubel der Stadt hatte. Statt Lärm und Hektik wollte ich viel lieber in meiner Freizeit vor meinem Häuschen sitzen und den Vögelchen lauschen, die mir Tag für Tag ihr Lied sangen.
Ich hatte jetzt »mein« Paradies, ein Gelände, auf dem zu vier Fünftel kostbarer Safran wuchs, und der Rest der Geschichte ent-

wickelte sich quasi von selbst. Da ich jetzt hier lebte, gehörte ich für die Menschen um mich herum »dazu«. Die Berber sind sehr gastfreundliche, liebenswerte Menschen, die jeden mit ganzem Herzen willkommen heißen. Ständig kamen Fahrräder vorbei, darauf Menschen, die mir fröhlich zuwinkten.

Meine Angestellten, die mir halfen, das ganze Gebiet weiter in Schuss zu bringen, brachten mir selbst gekochte Köstlichkeiten, aber auch immer wieder in kleinen Stoffbeutelchen gehackte oder gemörserte Kräuter, die mal gegen die Sonne, mal gegen Rückenschmerzen, mal für Stärke und Wohlbefinden waren, aber auch gegen böse Geister und jede Menge Vorahnungen. Ich lernte so Tag für Tag mehr über die hier populäre Heilkraft der orientalischen Pflanzen und hörte schnell nicht nur zu, sondern setzte auch um. Als ich mir den Fuß verstauchte, nutzte ich die Wundersalbe von Aichas Oma, und als ich mir den Magen verdorben hatte, trank ich Latifas Magentee. Mein Interesse an orientalischer Pflanzenheilkunde wuchs täglich. Ich stellte Fragen, besuchte Märkte, unterhielt mich mit Heilern und Kräuterfrauen und kam dem System immer mehr auf die Spur.

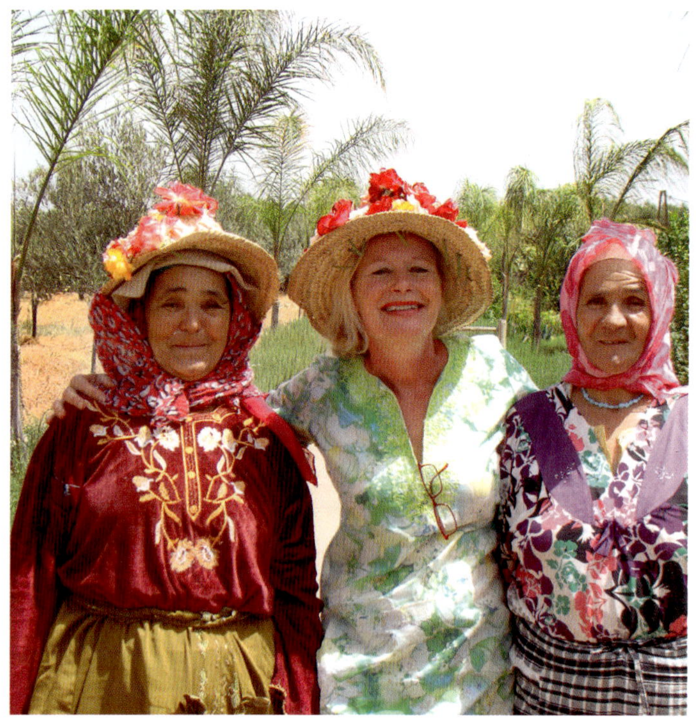

In allen Haushalten existiert ein umfangreiches Heilkräuterwissen, wobei jede Familie traditionell eigene Rezepturen hat. Es ist überliefertes Wissen, das über Generationen hinweg Gültigkeit hat, und es wird genauso selbstverständlich weitergegeben. Und dieses Wissen ist nicht statisch, es lebt. Immer gibt es irgendjemanden, der etwas beitragen kann, sozusagen ein Geheimrezept kennt, das er teilen möchte.

So eignete ich mir nach und nach das Wissen der Berber, zumindest aus dieser Region, an und wendete es schließlich bei mir und allen anderen in meinem Umfeld an. Und was hilft, das wollte ich anbauen, und wieder bekam ich jede Menge Tipps, was ich dazu

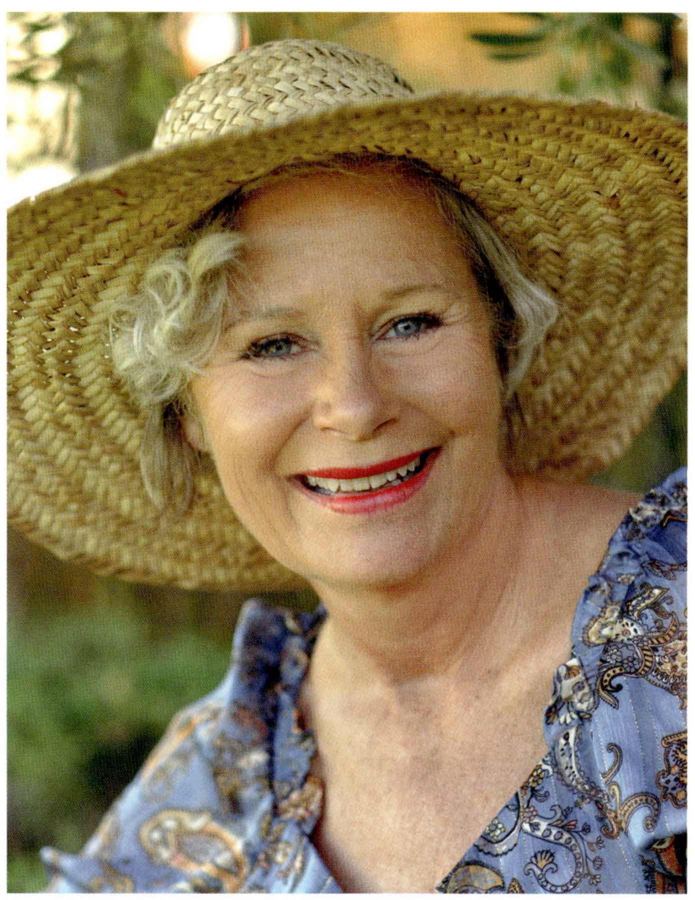

wissen musste. All das Wissen über die Pflanzen, die hierhergehören, habe ich von den Menschen, die hierhergehören. Deshalb ist in meinem Paradies alles authentisch.
Wenn ich heute auf meiner Terrasse sitze, sehe ich in eine urbanisierte Gartenlandschaft, einen Minikosmos dieser faszinierenden Natur und Heilkultur des Orients. In meinem Paradies wächst, was die Menschen hier lieben, was sie gern essen und was ihnen hilft, gesund zu bleiben und, wenn es mal nicht geklappt hat, auch wieder gesund zu werden.
Neben duftendem Rosmarin und Thymian gibt es Eisenkraut, Ingwer, Schwarzkümmel und, und, und. Saugen Sie beim Essen eines inhaltsreichen Salates den Duft der kostbaren Damaszenerrose ein, während Sie sich zwischendurch mit leckerem Blütenwasser stärken. Oder lassen Sie sich von Aicha einen Safrantee machen, um die Stimmungen zu vertreiben, die Ihnen nicht guttun.

Im Laufe der Jahre habe ich gelernt, dass die Natur uns alles schenkt, was wir brauchen. In Europa sehen wir nur nicht mehr hin, weil es einfacher ist, in eine Apotheke zu gehen und sich Gesundheit in Form einer Pille zu kaufen. In meinem kleinen Zuhause gibt es keine Pillen, aber in der Küche stehen die Geheimtipps der Berber: in kostbarem Arganöl eingelegte Wurzeln, Kräuter, Harze. Dazu pulverisierte Blätter, Blüten und Rinde, gehackte Knollen, eigentlich alles, was in Marokko gesund hält und macht.

»Liebe geht durch den Magen«, sagen wir in Europa. »Gesundheit geht durch den Magen«, wissen die Berber. Ich weiß, dass es stimmt. Und es stimmt auch, dass gegen jedes Zipperlein ein Kraut wächst, das man essen, beschnuppern und irgendwie nutzen kann.

Meine Gäste kommen heute aus der ganzen Welt und sind ausnahmslos fasziniert von der Vielfältigkeit der Natur in unserem botanischen Garten und der Wirkungsvielfalt unserer Heilpflanzen und Gewürze. Und immer wieder fiel mir auf, wie wenig populär das Heilwissen der Berber und des Orients in unserer westlichen Welt ist. Deshalb gibt es dieses Buch!

Ich bin keine Medizinerin und keine Naturheilerin. Ich zeige Ihnen nur, was die Menschen hier vor Ort nutzen. Ich erzähle Ihnen, was mir hilft, und berichte von den Geheimnissen, die vermutlich noch nie den Weg aus dem Umfeld eines Stammes gefunden haben. Aber keine Sorge, es ist nichts Unrechtes dabei, im Gegenteil. Die Menschen sind stolz, dass ich ihr Heilwissen nach außen trage. Ein Heiler lieh mir sogar sein handgeschriebenes Buch, damit ich das Festgehaltene abschreiben konnte.

Kommen Sie einfach mit in meine herrlich duftende, farbenfrohe Welt des Orients, schlemmen, trinken und schnuppern Sie mit mir, lindern Sie Beschwerden, stärken Sie Ihr Immunsystem. Ich öffne jetzt für Sie das schwarze, schwere Eisentor und nehme Sie mit in mein Paradies, in dem es Wohlbefinden und damit Glück gibt. Treten Sie ein! Marhaba! Willkommen!

Ihre

Christine

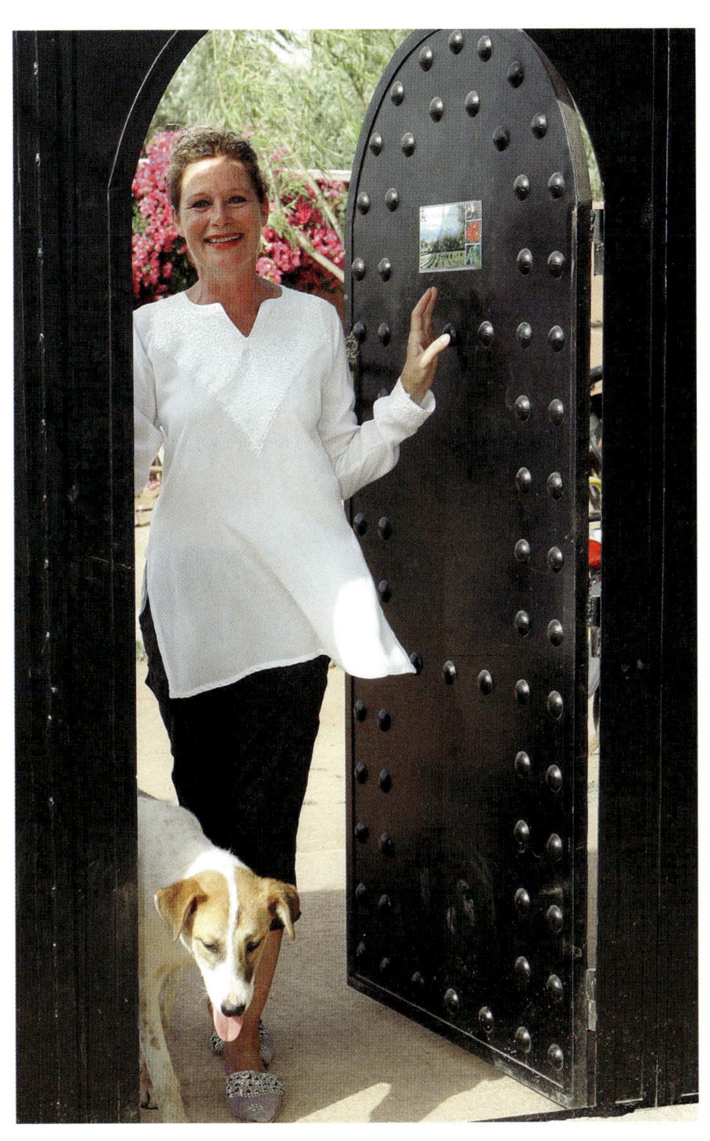

Zum Glücklichsein gibt es keinen Schlüssel, nur eine Leiter.

Arabisches Sprichwort

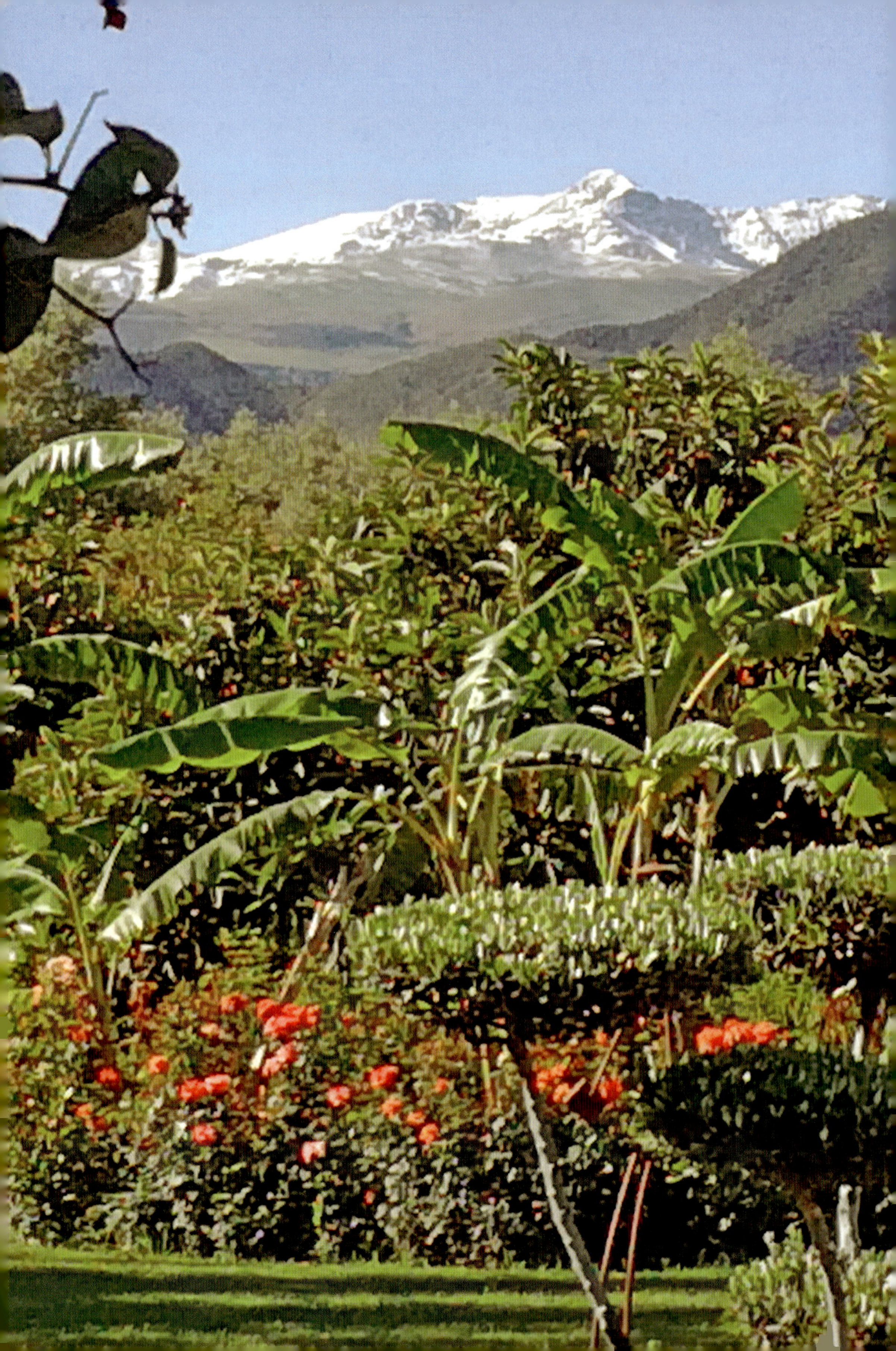

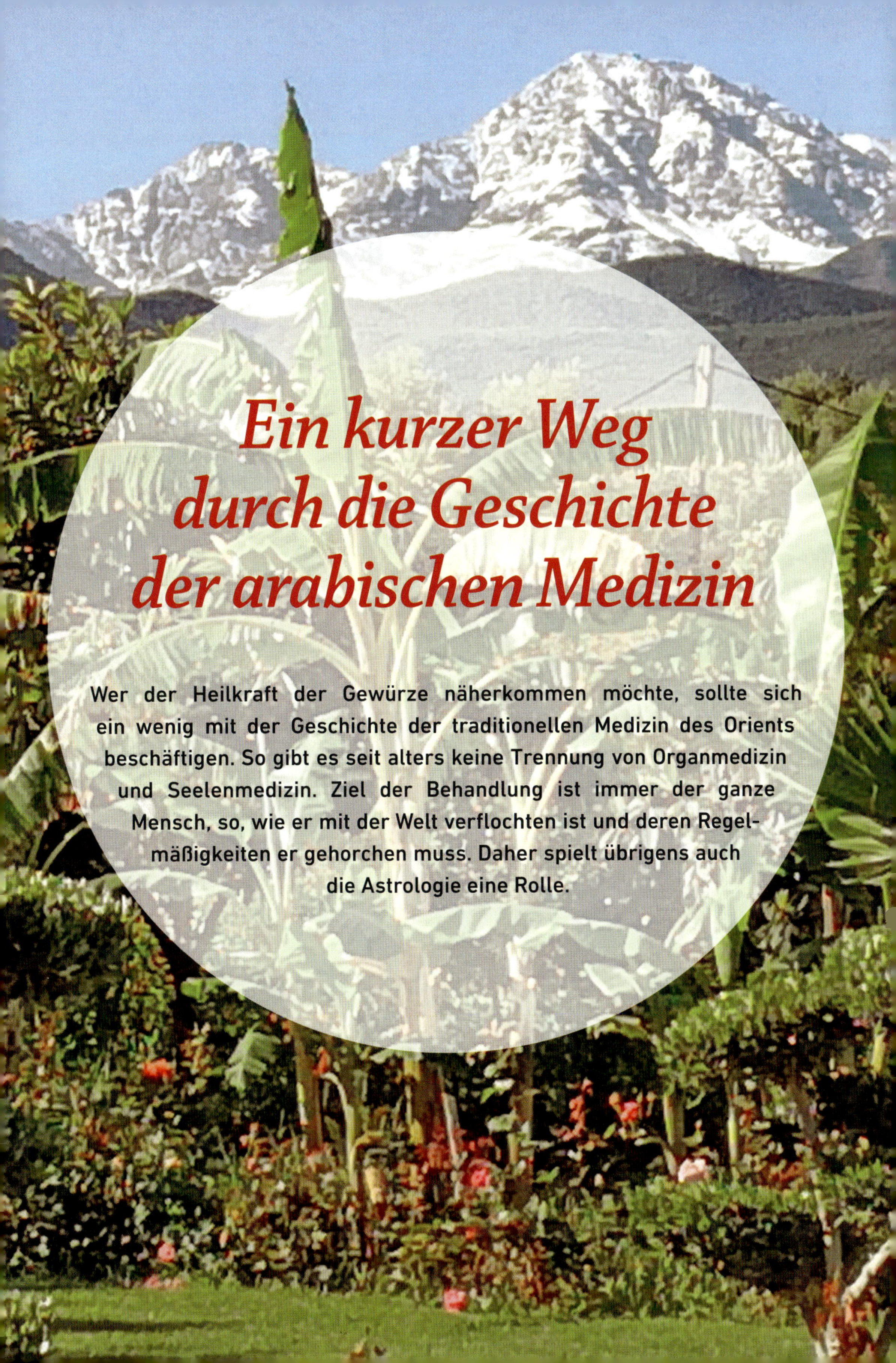

Ein kurzer Weg durch die Geschichte der arabischen Medizin

Wer der Heilkraft der Gewürze näherkommen möchte, sollte sich ein wenig mit der Geschichte der traditionellen Medizin des Orients beschäftigen. So gibt es seit alters keine Trennung von Organmedizin und Seelenmedizin. Ziel der Behandlung ist immer der ganze Mensch, so, wie er mit der Welt verflochten ist und deren Regelmäßigkeiten er gehorchen muss. Daher spielt übrigens auch die Astrologie eine Rolle.

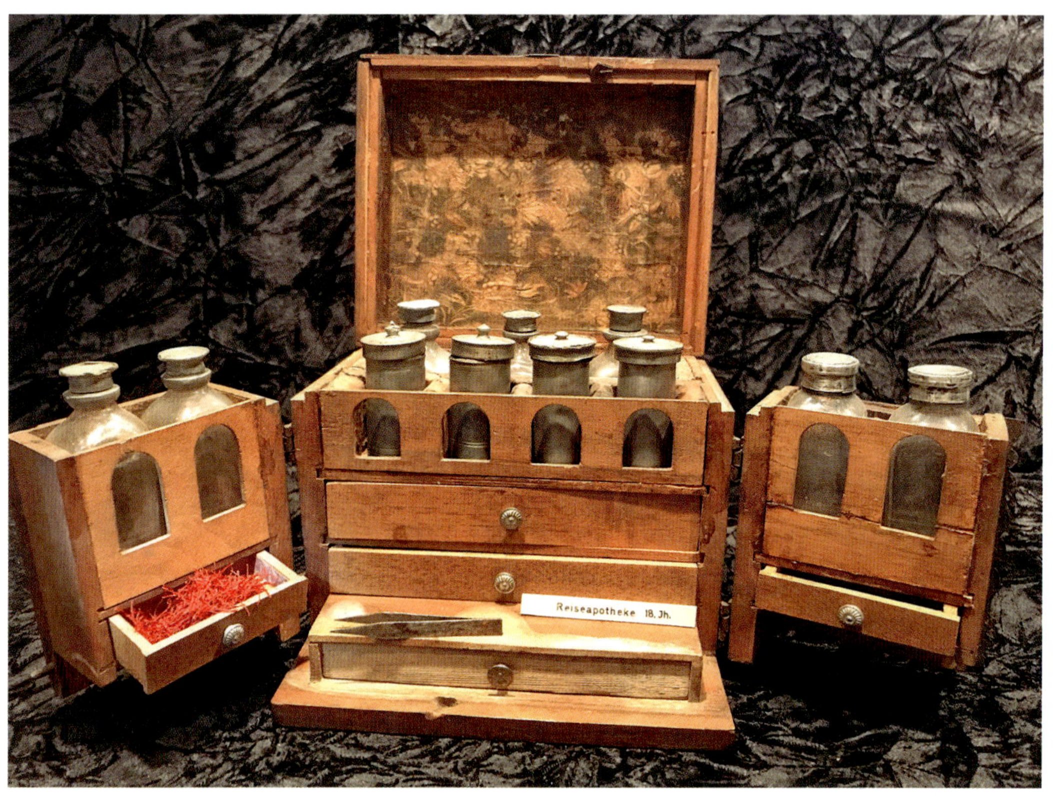

Die klassische arabische Medizin hat sich Erkenntnisse der Antike zunutze gemacht, aber auch wichtige Impulse aus Indien zugelassen und Elemente der chinesischen Medizin übernommen. Insgesamt gilt: Nordafrika, Südeuropa, der Nahe Osten und Teile Asiens sind das Kerngebiet, in dem die wichtigsten Entwicklungen der arabischen Medizin stattfanden. Zusammengetragenes und Bewährtes hat man mit eigenen Erfahrungen, eigenem Wissen und religiösen Elementen ergänzt. Daraus entwickelte sich mit höchster Kreativität eine gehaltvolle Mischung.

Alte Gesundheits-regeln ganz modern

Ab dem 8. Jahrhundert waren Religion und Heilkunde von den Vorschriften des Islam nicht zu trennen und die Medizin vereinheitlichte sich. Bereits im 9. Jahrhundert gab es Diätführer und Kochbücher. Arabische Ärzte schrieben zahlreiche Gesundheitsbücher, deren Übersetzungen in der ganzen Welt gelesen wurden. Berühmtheit erlangte die erst Jahrhunderte nach Mohammeds Tod zusammengetragene *Medizin des Propheten,* eine Sammlung von Gesundheitsregeln, die teilweise noch heute Gültigkeit haben. Die Erkenntnis: »Bei der Behandlung von Kranken muss man das Alter, die Gewohnheiten, die Jahreszeiten, die Berufe berücksichtigen«, stammt nicht aus dem aktuellen Flyer einer großen Krankenkasse, sondern aus ebenjener *Medizin des Propheten.*

Dort heißt es auch: »Jedes Mal, wenn sich eine Behandlung auf leichte und einfache Medikamente beschränken lässt, darf man auf keinen Fall andere anwenden.« – Aktueller geht es nicht!

Übrigens begannen die Araber auch mit dem Auf- und Ausbau des Apotheken- und Krankenhauswesens und waren damit unter anderem auf europäischem Boden erfolgreich. Der deutsche Naturforscher Alexander von Humboldt schrieb im 19. Jahrhundert dazu: »Die Arzneimittellehre (...) ist ihrer wissenschaftlichen Ausbildung nach eine Schöpfung der Araber. Die chemische Apothekerkunst ist von den Arabern geschaffen worden. Und die ersten obrigkeitlichen Vorschriften über Bereitung der Arzneimittel (...) sind von ihnen ausgegangen.«

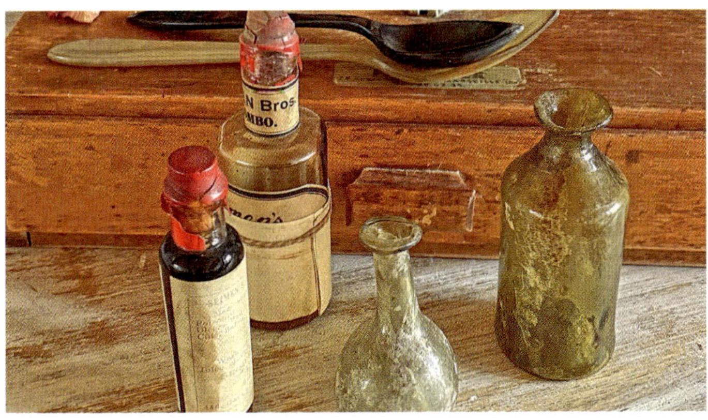

Das Wissen um Vorbeugung

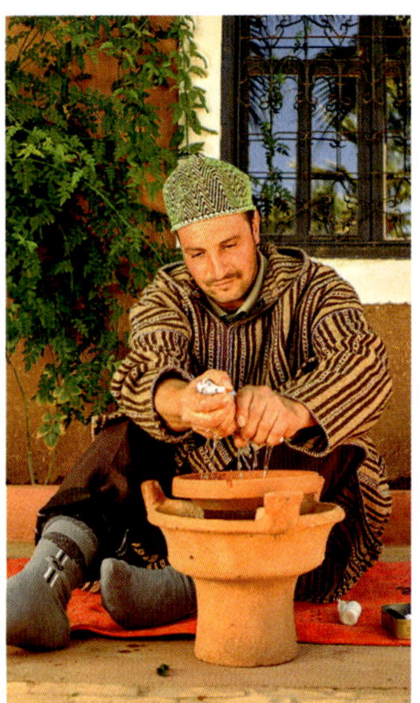

Bis heute fußt die Gesundheitslehre auf der Prophylaxe. Dazu weiß die *Medizin des Propheten:* »Der Körper ist wie der Ackerboden: Behandelt man ihn zuträglich, so gedeiht er. Vernachlässigt man ihn jedoch, geht er zugrunde.«
Zuträglich ist zum Beispiel:

- nicht mit vollem Magen in ein Bad zu steigen,
- sich nicht zum Mahle niederzulassen, wenn man zürnt,
- im Zustand der Gesundheit keine Arznei zu sich zu nehmen.

Der arabische Gelehrte Avicenna (980–1037) führte für ein gesundes Leben acht Punkte an:

1. eine gesunde innere Verfassung,
2. die Auswahl gesunder Speisen und Getränke,
3. Hygiene bei den Exkrementen,
4. eine gesunde Körperkonstitution,
5. die Reinhaltung der Atemluft,
6. gesunde Kleidung,
7. regelmäßige körperliche Bewegung,
8. regelmäßige geistige Betätigung und die Ausgewogenheit von Schlaf und Wachsein.

So wie mit diesen Empfehlungen reicht die traditionelle orientalische Medizin in vielen weiteren Punkten bis in die Gegenwart: gesundes Essen, Fasten, Massagetechniken, eine ausgeprägte Badekultur, Wohlgerüche, das zählt. Es ist das Wissen um Energieflüsse und Schwingungen, die den Menschen im Kosmos verorten und dem wir heute wieder eine große Bedeutung geben.
Da im Orient die Naturmedizin seit Generationen erfolgreich angewendet wird und nicht überall Ärzte verfügbar und bezahlbar sind, blüht sie bis heute in den prächtigsten Farben. Pflanzen sind da und können genutzt werden. Deshalb sind Gewürze schon immer populär und ihre einfachen Anwendungen dabei beliebt. Auch dafür gibt es wieder einen traditionellen Hintergrund: »Sowie der Kranke über die Nahrungsmittel behandelt werden kann, braucht man nicht auf Medikamente zurückzugreifen«, steht in der *Medizin des Propheten.*

Gesundheit sitzt im Darm

Zentral für die Gesundheit ist heute wie damals der Darm. Deshalb gilt die Kochkunst auch als Teil der Medizin. Es gibt viele Rezepte, bei denen die Gewürze helfen sollen, die Verdauung in Schwung zu bringen.

Aber da zu einem gesunden Menschen auch eine gute innere Konstitution gehört, das heißt eine gesunde Seele, ist Essen und Trinken bis heute niemals nur eine Nahrungsaufnahme. Einen wichtigen Teil nimmt dabei die Kommunikation ein, das glücklich machende Miteinander.

Der Poet Abu Nuwas (756–814) schrieb dazu: »Drei in feiner Gesellschaft, dazu der Hausherr und der Spielmann. Gehst du auf sechs, so kommt's dir schon vor wie ein lärmender Markt.« Daraus wurde das geflügelte Wort: »Unter fünf ist's Einsamkeit, darüber ein Basar.«

Islamische Ärzte lehnen seit jeher Völlerei ab. Sie sagen: »Der Mensch füllt keinen übleren Becher als den Bauch.« Ihre Faustregel lautet daher: »Iss und trink nur je ein Drittel und lass ein Drittel frei zum Nachdenken.«

All diese Kenntnisse und klugen Empfehlungen der arabischen Medizin passen perfekt in unsere Gegenwart. Die Gewürzapotheke des Orients hat eben kein Verfallsdatum.

Die Zunge der Erfahrung verdient den meisten Glauben.

Arabisches Sprichwort

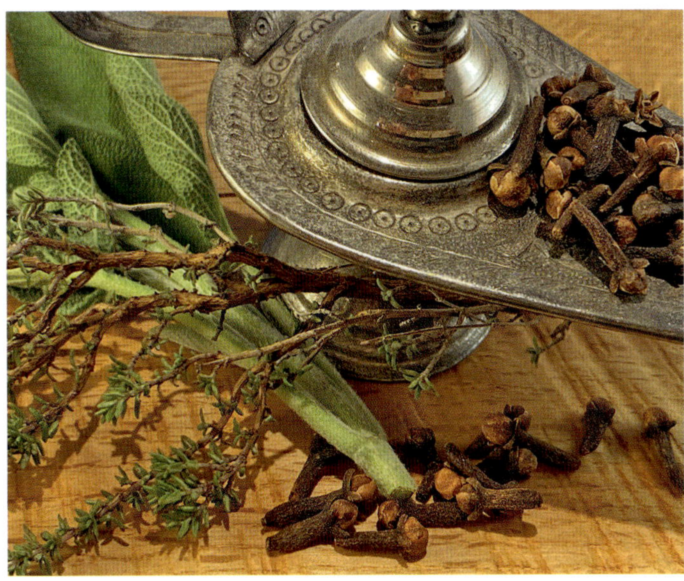

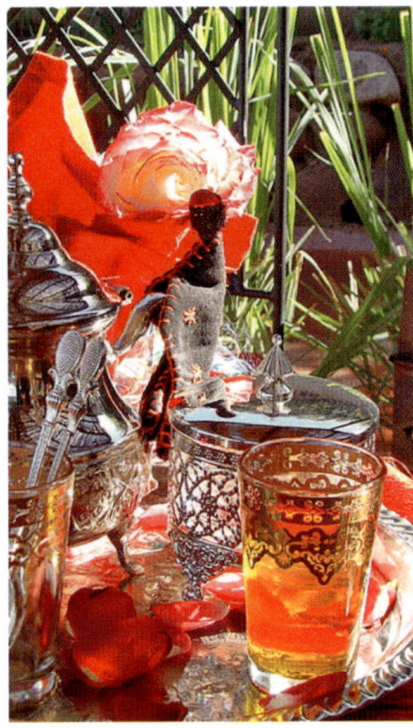

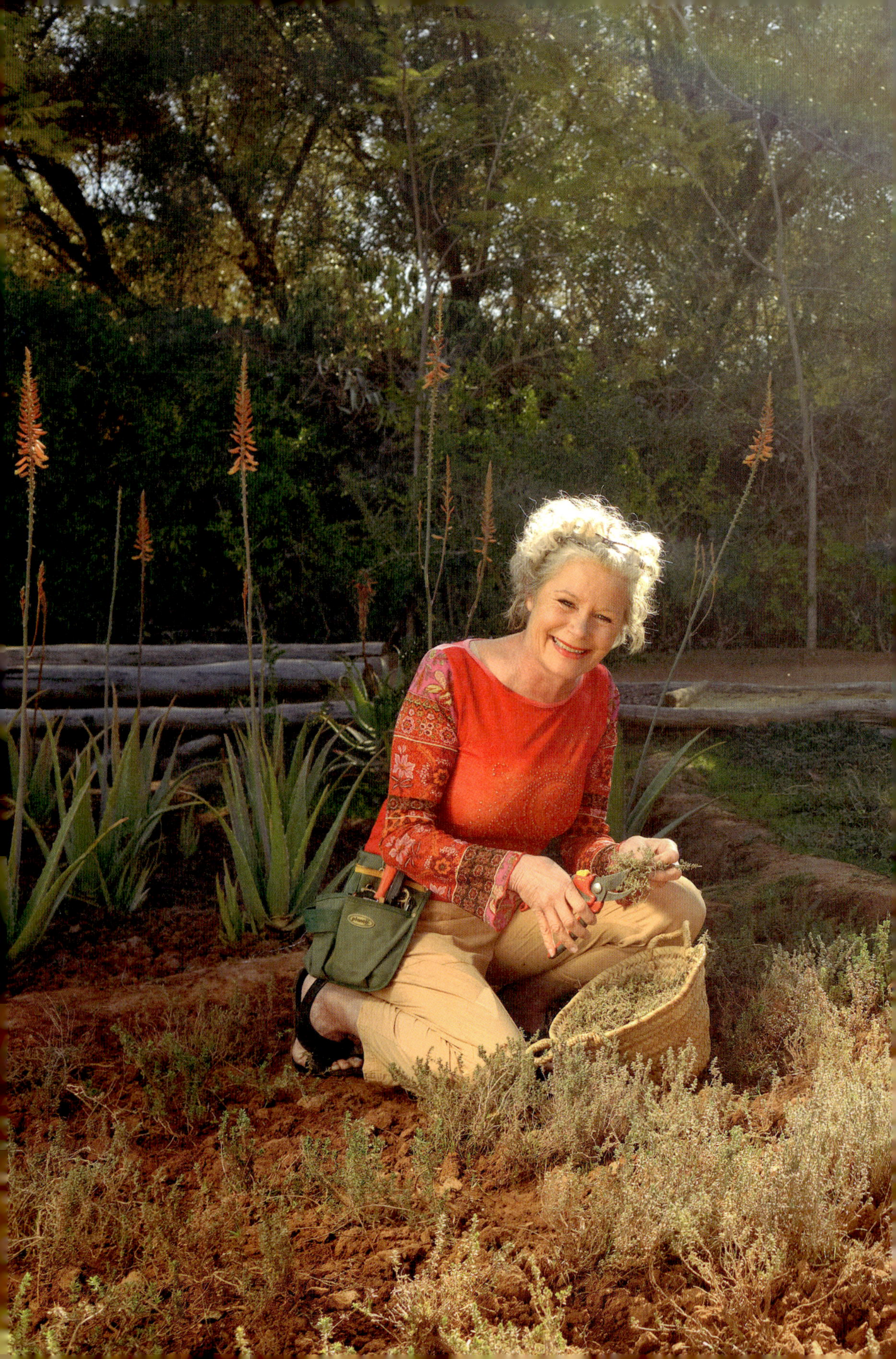

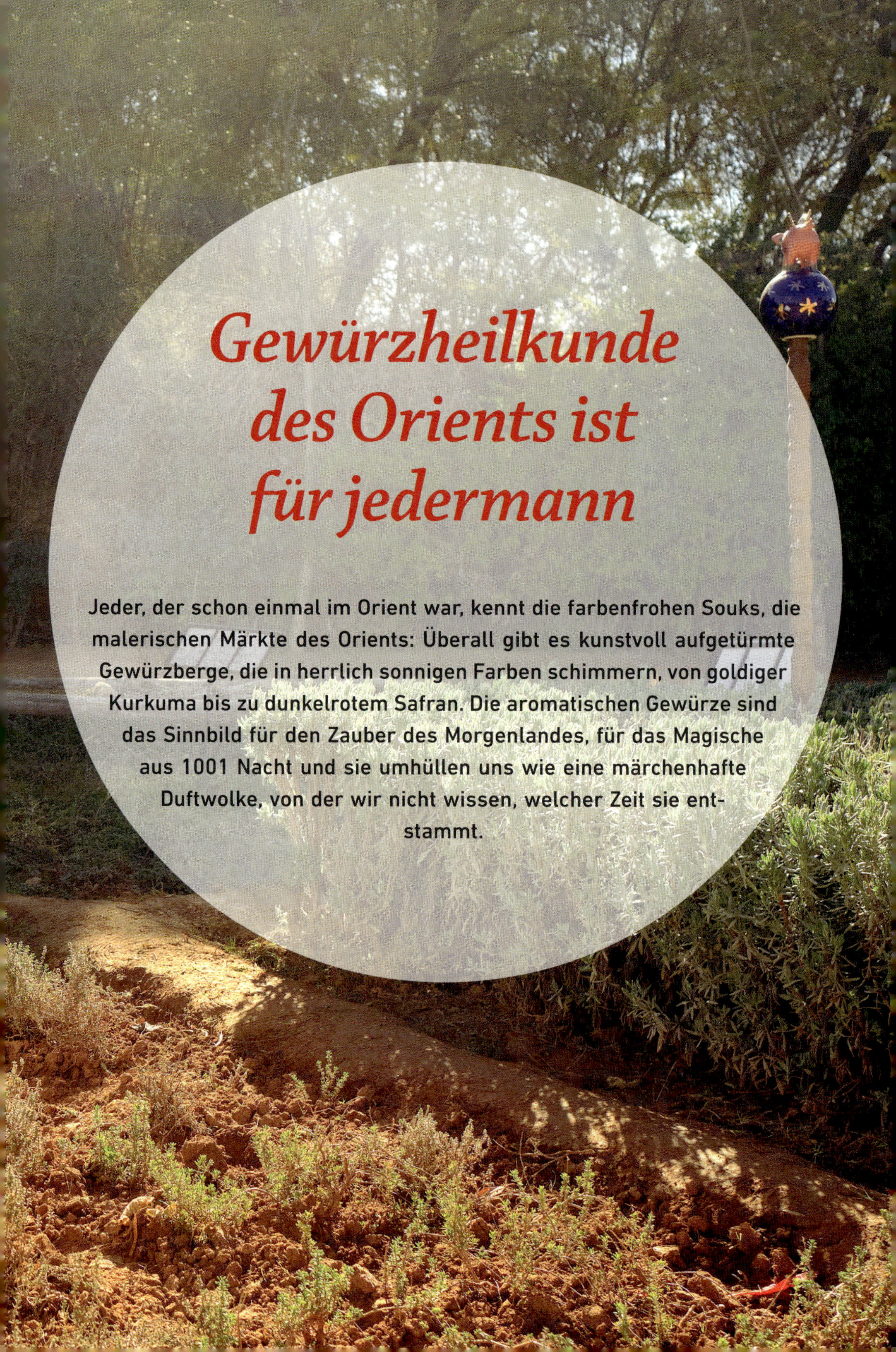

Gewürzheilkunde des Orients ist für jedermann

Jeder, der schon einmal im Orient war, kennt die farbenfrohen Souks, die malerischen Märkte des Orients: Überall gibt es kunstvoll aufgetürmte Gewürzberge, die in herrlich sonnigen Farben schimmern, von goldiger Kurkuma bis zu dunkelrotem Safran. Die aromatischen Gewürze sind das Sinnbild für den Zauber des Morgenlandes, für das Magische aus 1001 Nacht und sie umhüllen uns wie eine märchenhafte Duftwolke, von der wir nicht wissen, welcher Zeit sie entstammt.

Was sind eigentlich Gewürze?

Woraus werden Gewürze gewonnen?

Man gewinnt Gewürze aus den verschiedensten Pflanzenteilen. Man verwendet

- die Blätter (z. B. Salbei)
- die Blüten (z. B. Rosen)
- die Früchte (z. B. Pfeffer)
- die Knolle (z. B. Ingwer)
- das Kraut (z. B. Thymian)
- die Rinde (z. B. Zimt)
- die Samen (z. B. Kardamom)
- die Wurzel (z. B. Baldrian)
- die Zwiebel (z. B. Knoblauch)

Gewürze findet man nicht nur zwischen Euphrat und Tigris, sondern rund um den Erdball. Wir verstehen darunter Pflanzen, die wegen ihres besonderen Geschmacks und ihrer wohltuenden Wirkung auf Körper, Geist und Seele geschätzt und begehrt sind. Sie spielen in allen Kulturen eine große Rolle, auch in Europa. Bestimmt denken Sie jetzt an Kräuter? Wo ist denn der Unterschied?

Die Definitionen variieren. Aber um es gleich vorwegzunehmen: Einen botanischen Unterschied gibt es nicht. Rein begrifflich betrachtet sind Kräuter eine Unterart der Gewürze.

Um uns nicht im Bestimmungswirrwarr zu verlieren, sprechen wir hier weiter von Gewürzen, verstehen darunter Pflanzenteile, frisch oder getrocknet, die für den Menschen wertvolle Inhaltsstoffe haben und egal wie verwendet werden: als Heilmittel, zum Kochen und Genießen und – last, but not least – für die Schönheit.

Doch blicken wir zunächst kurz zurück, oder besser: ganz weit zurück. Denn Gewürze gibt es so lange, wie es Menschen gibt. Was gut schmeckt, spricht sich eben herum und immer mehr Menschen möchten es haben. Wenn es dann noch guttut oder gar Beschwerden lindert, umso besser. Die Pflanzenheilkunde ist deshalb die älteste Therapieform der Welt. Ob im indischen Ayurveda, in der Traditionellen Chinesischen Medizin, in der Antike, in Persien, immer setzte man Pflanzenstoffe ein, um Körper und Seele zu stärken oder bestimmte Beschwerden zu lindern und Krankheiten loszuwerden.

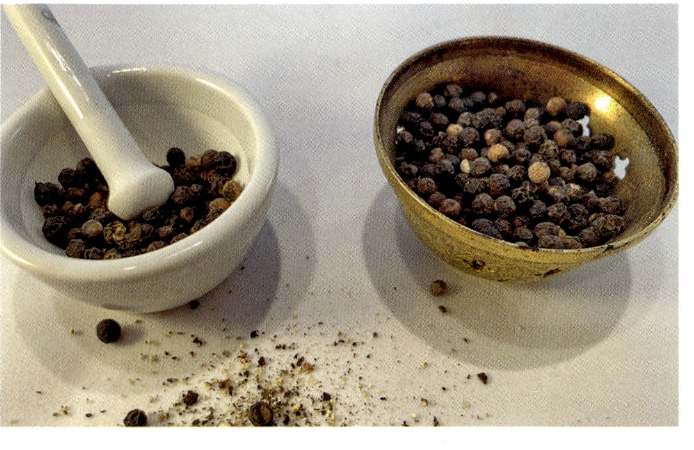

Mit der Seefahrt begann der große Austausch über Regionen und Kulturkreise hinweg. Die ehemals lokalen Kostbarkeiten zogen um die Welt, gewannen durch die Exklusivität schnell an Popularität und wurden zu Preisen wie Gold gehandelt. Da sich nur wenige die weit gereisten Pflanzenteile leisten konnten, rankten sich schnell die ungewöhnlichsten Mythen um Geschmack, Wirkung und Nutzung.

So schlief in der griechischen Mythologie Zeus in einem Bett aus Safran, was dem Gewürz etwas Himmlisches gab. In Pflanzen wohnten aber auch Götter, die böse Geister vertrieben und gute anlockten. Manche übertrugen Zauberkraft, andere schenkten Liebe. Egal, was immer man ihnen zuschreiben mochte, man wollte sie haben. Heute ist es kaum vorstellbar, dass sogar Kriege um die Anbaugebiete der gefragtesten Gewürze geführt wurden, da der Verkauf dieser Pflanzen die Kassen der Herrscher klingeln ließ.

Im Mittelalter wurden in Europa Gewürze durch die Klostermedizin populär. Die Äbtissin Hildegard von Bingen (1098–1179) hat das damalige Wissen über die Pflanzenheilkunde aufgeschrieben und es ist bis heute von Bedeutung.

Aus den Klöstern wurde das Heilwissen von den Bauern, Hexen und Heilern übernommen. Nach und nach kam es unter die Leute und reichte bald bis ins einfache Volk. Pfarrer Sebastian Kneipp (1821–1897) etablierte die naturheilkundliche Gesundheitslehre endgültig im Alltag.

Doch mit der verstärkten Akzeptanz der Chemie und dem Siegeszug der Pharmazie verlor die Pflanzenheilkunde in der westlichen Welt zunehmend an Einfluss. Im vergangenen Jahrhundert gab es Zeiten, da war sie nicht »en vogue«. Es gab ja Essen aus der Tüte und Gesundheit mit der Pille. Die Gesellschaft wurde schneller und es fehlte Zeit für die Selbstfürsorge. Wurde man krank, musste sich der Körper eben sputen, wenn er wieder gesund werden wollte. Und dafür gab es jede Menge Wunderwaffen aus dem Labor.

Aber der Trend konnte sich so dauerhaft nicht halten. Seit einigen Jahrzehnten wendet man sich erneut verstärkt der Heilkraft der Natur zu. Es wird wieder gern gekocht und auch immer raffinierter. Gewürzregale und Kräutergärten sind im Trend, Pflanzenheilkunde ist »in«. Man hat Gewürze als Allroundtalente wiederentdeckt: Sie machen unser Essen spannend und immer wieder anders, sie füllen unsere Hausapotheke und helfen sofort gegen Bauchweh, kurz, sie hinterlassen gute Gefühle.

Im Orient hat man sich das Hin und Her gespart und ist den traditionellen Würz- und Heilmethoden durchgängig treu geblieben. Jede Familie hat nach wie vor ihre bewährten Rezepturen. Europäer, die sich ein Ticket buchen und innerhalb eines Tages die Champs-Élysées in Paris oder den Kurfürstendamm in Berlin mit dem berühmten Platz Djemaa el Fna in Marrakesch tauschen,

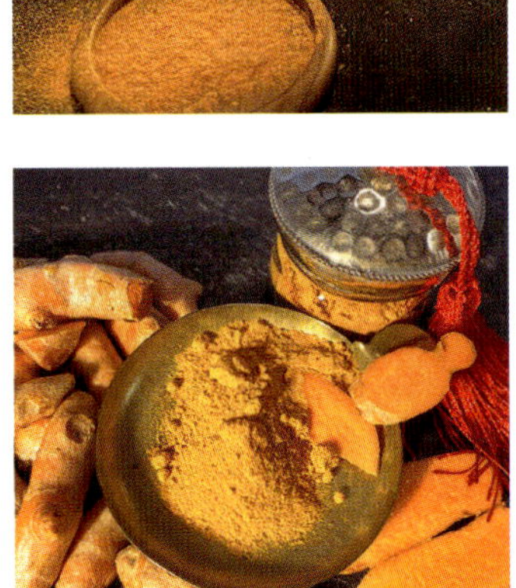

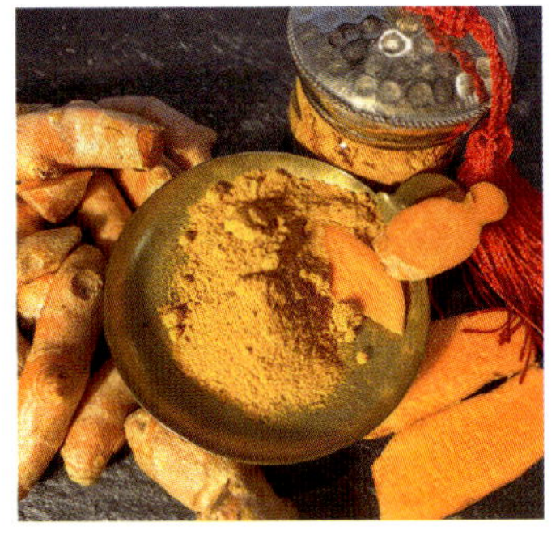

Warum sind Gewürze so gesund?
Gewürze sind wahre Geheimwaffen, wenn es darum geht, unser Wohlbefinden »top« zu halten. In den Pflanzen stecken Vitamine, die unser Körper braucht. Daneben enthalten sie Mineralstoffe und jede Menge weitere gesundheitsfördernde Substanzen. Die Wissenschaft rechnet mit 5000 bis 10 000 bioaktiven Substanzen, auch sekundäre Pflanzenstoffe oder Phytochemikalien genannt. An ihrer Wirksamkeit auf körperliche Funktionen wird in vielfacher Hinsicht geforscht und ständig kommen neben den bewährten auch überraschende Ergebnisse ans Licht. Wie die gesundheitsfördernde Wirkung genau aussieht, ist meistens nicht exakt zu benennen, da alles immer ein Zusammenspiel mit zahlreichen anderen Bestandteilen ist. Aber auch die moderne Pharmazie greift seit einiger Zeit wieder verstärkt zu sekundären Pflanzenstoffen bei der Herstellung wichtiger Medikamente. Zum einen, weil die Menschen sich nach Natürlichkeit sehnen, aber auch, weil sie Erfolg damit hat.

Mein Tipp
Achtung bei Allergien! Manche Substanzen können unangenehme Reaktionen und sogar Allergien auslösen. Darüber hinaus gibt es sogenannte Kreuzallergien, die auftreten, wenn bestimmte verschiedene Stoffe zusammen genutzt werden. Wer seine Allergien schon kennt, sollte auch auf verwandte Stoffe verzichten.

erleben oft eine Art Zeit- und Kulturschock: Plötzlich sehen sie, dass man Unwohlsein mit einem Minztee oder ein paar gekauten Kreuzkümmelsamen erfolgreich lindern kann. Oder es bei einer Fahrt über die holprigen Straßen des Atlasgebirges reicht, ein Stück Ingwer zu kauen. Für Einheimische ist alles ganz klar: Ihre Pflanzen sind gut für die Verdauung, verbessern die Stimmung, stärken und machen belastbar. Glaubt man diesen einschlägigen Heilsversprechen, dann ist jedes Gewürzregal auch eine kleine Apotheke.

Die Erfahrung macht neugierig und viele Besucher sehen auf den Märkten plötzlich genauer hin. Aber Sprache und Zeit lassen nur zu, an der Oberfläche zu kratzen. Man braucht etwas Geduld, Einfühlung und gute Kontakte, um in diesem Teil der Welt hinter die Kulissen der Pflanzenheilkunde zu blicken.

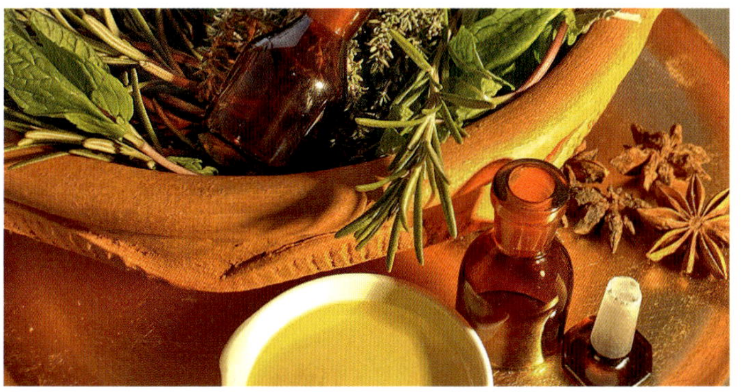

Gewürze genießen und nutzen

Ein bisschen Thymian in den Salat, etwas Rosmarin auf die Kartoffeln und zum Nachtisch gibt es eine Portion Orangen mit Zimt. So bleibt man gesund. Die richtigen Gewürze können zeitgleich die Verdauung in Schwung bringen, das Herz beruhigen oder die Abwehrstoffe stärken. Sie können auch Balsam für die Seele sein, uns beruhigen und ausgleichen. Wer nicht nur mit Freude, sondern auch engagiert mit Gewürzen kocht, wird ein weites Feld betreten und Genuss dabei empfinden. Denn es macht Spaß, mit den Nuancen zu spielen und mit der richtigen Mischung sich und seinen Gästen rundherum gutzutun.

Doch halt! Grundsätzlich gilt: Wollen Sie Gewürze nicht nur zur Geschmacksverbesserung einsetzen, sondern auch ihre heilende Wirkung nutzen, brauchen Sie etwas Geduld. Die Hauruck-Methode klappt in der Natur nicht. Wie unsere Vorfahren auch sollten Sie die Heilkraft der Natur als langfristigen Prozess begreifen und Gewürze zu einem festen Bestandteil Ihrer Nahrung machen. Die Zubereitung ist vielfältig – ob als Pulver, gehackt, gerieben, klein geschnitten, am Stück oder sogar als Sirup, Sie können sie verwenden, wie es aromatisch schmackhaft ist. Die heilende Kraft entfaltet sich beim Genießen im Körper. Eines sollten Sie beachten: Wenn Sie einen Geschmack nicht mögen, sollten Sie sich um eine ähnlich wirkende Alternative bemühen. Denn Pflanzenheilkunde ist eng mit Wohlbefinden verbunden. Wenn man etwas widerwillig über sich ergehen lässt, mindert es den Erfolg.

Neben leckeren Gerichten gibt es weitere Darreichungsmöglichkeiten, mit denen wir uns die gesunde Kraft der Gewürze nutzbar machen können.

Mein Tipp

Für Gewürzpulver vermahlen Sie die getrocknete Pflanze in einer Gewürzmühle, im Mixer oder Mörser. Am besten fügen Sie Gewürzpulver beim Kochen dem Essen zu, streuen es prisenweise über Gerichte oder mengen es Getränken bei.

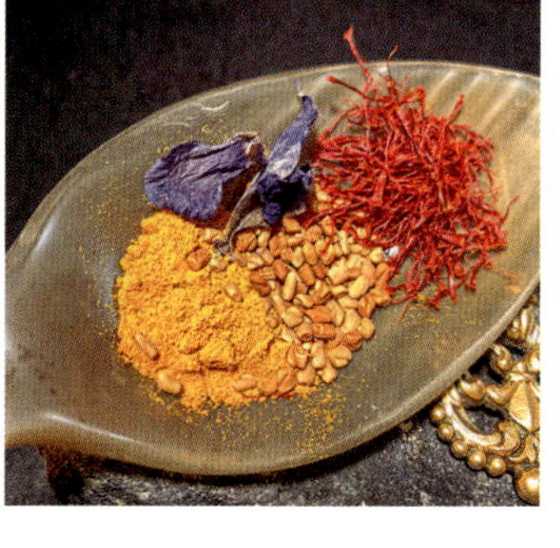

Gewürzsirup – so stellt man ihn her

Um Gewürzsirup selbst herzustellen, gibt es zwei Möglichkeiten: Ursprünglich wurden die frischen Kräuterblätter schichtweise abwechselnd mit Zucker in ein Einmachglas dicht eingepresst und beschwert. Dann soll das Ganze circa drei Monate bei gleichmäßiger Wärme vergären (dazu vergrub man das Gefäß in der Erde). Anschließend wurde der Sirup abgepresst, kurz aufgekocht und in Flaschen gefüllt. Die andere Möglichkeit besteht darin, die Blätter mit Zucker zu versetzen und einige Wochen in der Sonne destillieren zu lassen, dann wird der Sirup abgepresst, ein Aufkochen entfällt.

Tee

Gesundheit, die man trinken kann

Wissenswert
In Marokko gilt ein grüner Tee mit marokkanischer Minze aromatisiert und stark gezuckert als Nationalgetränk.

Mein Tipp
Wer eine gesundheitliche Wirkung erzielen möchte, sollte Tee regelmäßig und mehrmals täglich zu sich nehmen.

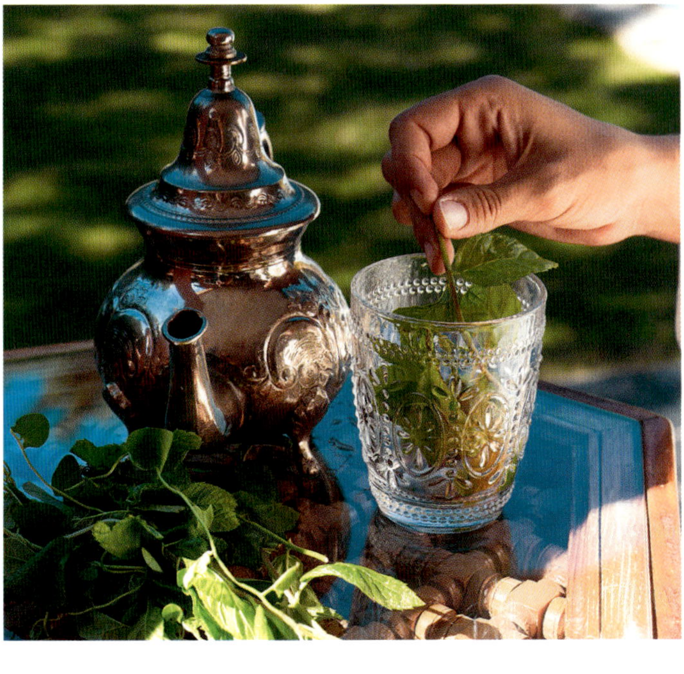

Die älteste und beliebteste Form, Heilpflanzen anzuwenden, ist der Tee. Welch allumfassende Bedeutung das Trinken von Tee in der arabischen Welt hat, macht das folgende Sprichwort deutlich: »Das erste Glas ist bitter wie das Leben, das zweite stark wie die Liebe und das dritte sanft wie der Tod.«

Gewürztee hat eine lange Tradition und ist aus der Hausmedizin nicht wegzudenken. Der Grund ist schnell erklärt: Wasser ist ein idealer »Transporteur«, um uns die gesunden Inhaltsstoffe der Pflanzen zugänglich zu machen. Zudem tut das warme Getränk der Seele gut, wärmt von innen und bringt Wohlbefinden und Entspannung. Die wertvollen Inhaltsstoffe entfalten im Körper ihre Wirkung, die zahllosen Aromastoffe streicheln die Nase. Zusammen erreicht ein Tee den ganzen Körper und steht für den ganzheitlichen Ansatz der Naturheilkunde. Ganz nebenbei ist er kinderleicht herzustellen und in seiner Wirkung genauso vielseitig wie die Inhaltsstoffe der Pflanzen, aus denen er gemacht ist.

Genuss und Heilung sind aber nicht alles. Im Orient hat Tee zudem eine herausragende soziale Komponente. Ob man Geschäfte abschließt, Feste feiert oder Gäste begrüßt, ohne Tee läuft nichts. Das duftende Getränk ist immer dabei und es gilt als absolut unfreundlich, einen angebotenen Tee abzulehnen.
Zusammen einen Tee zu trinken ist ein wichtiges Gemeinschaftsritual und schon die Zubereitung Teil des aufwendigen Zeremoniells. Denn der Tee wird nicht nur traditionell hübsch serviert, sondern auch vor den Augen der Gäste hergestellt, indem er einige Male in hohem Bogen von der Teekanne ins Glas geschüttet und zurückgeleert wird. Das sieht nicht nur schön aus und gibt der Begegnung eine würdige Stimmung, sondern hat auch einen Sinn. Auf diese Art wird dem Getränk Sauerstoff zugeführt und der Tee kann sein Aroma entfalten. Zudem kühlt er ab und es entsteht eine schöne Schaumschicht, die signalisiert, dass der Tee fertig ist.
Angeblich gibt es ganz reale Gründe für dieses Prozedere: Früher legten die Berber mit ihren Kamelen oft lange Wege durch die Wüste zurück. Staub und Sand zogen überallhin, auch in den Tee. Damit er genießbar wurde, produzierte man den Schaum. Sand und andere Partikel verfestigten sich dort und konnten weggepustet werden. Der Tee war nun rein und konnte entspannt genossen werden.

Wissenswert
Tee wirkt in der Hitze Nordafrikas kühlend. Tatsächlich senkt er durch die zugeführte Wärme die Körpertemperatur und schont so den Kreislauf.

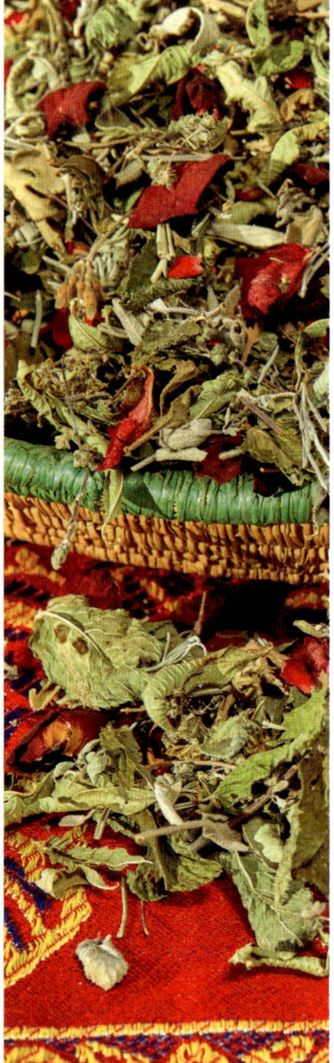

Die Sprache des Tees

Wer in Marokko durch die Souks spaziert, wird relativ bald zum Tee eingeladen. Es gilt als Zeichen der Gastfreundschaft und in diesem Rahmen als unhöflich, Nein zu sagen. Durch das gemeinsame Teetrinken und etwas Small Talk entsteht eine angenehme Atmosphäre, in der die Preisverhandlungen ganz langsam in Gang kommen. Mittels der Süße des Tees soll angeblich auch »gesprochen« werden: Ist er wenig gesüßt, heißt das, der Gast soll schnell wieder gehen. Eine mittlere Süße signalisiert: Es ist okay, dass er da ist, man lässt sich auf ihn ein. Ist der Tee stark gesüßt, steht das Geschäft unter einem guten Stern, man ist so gut wie handelseinig.

Marokkanischen Minztee selbst zubereiten

Thé à la menthe

Für 1 Liter

4–5 Zweige frische Marokkanische Minze
3 EL Grüntee (möglichst in loser Form)
1 Liter kalkarmes Wasser oder stilles Mineralwasser
3 EL Zucker nach Belieben

Varianten:

Traditionell wird der Tee heiß getrunken, Sie können ihn aber auch kalt genießen. Mit Zitrone und ein paar Eiswürfeln zaubern Sie im Nu einen belebenden Durstlöscher für den Sommer.
Sie können Ihren Minztee mit Gewürzen wie Salbei, Rosmarin, Thymian und Safran oder weiteren verfeinern. Geben Sie einfach eine Prise davon zusammen mit den anderen Zutaten in die Kanne, bevor Sie alles mit heißem Wasser überbrühen.

Die Minze heiß waschen, einige Blättchen von den Zweigen zupfen und zur Seite legen. Sie kommen später in die Teegläser. Die Zweige ebenfalls beiseitelegen.
Den Grüntee in eine Kanne geben und mit heißem, aber nicht mehr kochendem Wasser überbrühen. Den Tee 1 Minute aufquellen lassen und diesen ersten Aufguss durch ein Sieb abgießen.
Das Wegschütten des ersten Aufgusses verhindert, dass der eigentliche Tee später bitter schmeckt. Teeblätter, sofern sie in das Sieb gefallen sind, wieder in die Kanne geben.
Die Minzstängel in die Kanne geben. Zucker hinzufügen und alles erneut mit heißem Wasser übergießen. Die Minze sollte dabei bedeckt bleiben, da oben schwimmende Blätter bitter werden.
Den Tee 3–5 Minuten ziehen lassen, umrühren und durch ein Sieb in Gläser gießen. Die zur Seite gelegten Minzblätter auf die Gläser verteilen.

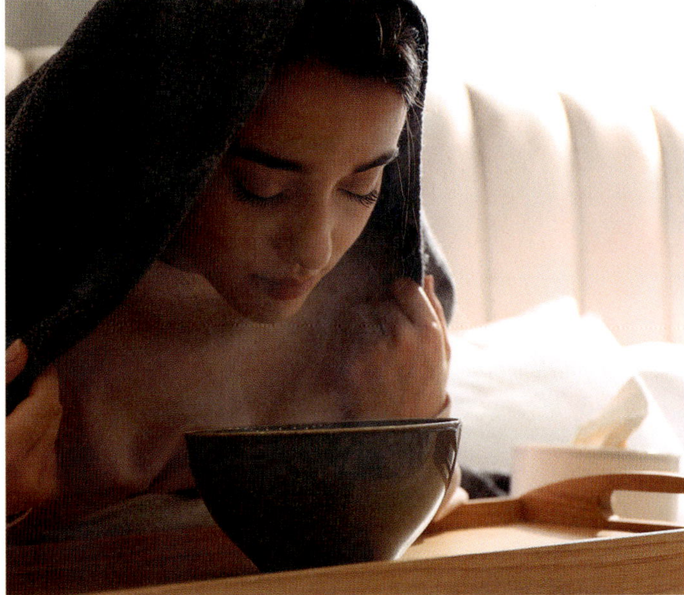

Neben dem klassischen Tee gibt es drei weitere sehr beliebte Methoden, wie sich Inhaltsstoffe in Wasser lösen lassen.

- **Aufguss/Sud:** Die frische oder getrocknete Pflanze wird mit heißem, nicht mehr kochendem Wasser übergossen und circa zehn Minuten ziehen gelassen.
- **Auszug:** Die frische oder getrocknete Pflanze wird mit kaltem Wasser angesetzt und circa acht Stunden »ausgesogen«. Danach seiht man die Pflanzenteile mit einem Tuch ab. Ein Tipp: Wenn man den Auszug vor der Einnahme leicht erwärmt, wirkt er intensiver.
- **Abkochen:** Die frische oder getrocknete Pflanze wird meist mit kaltem Wasser angesetzt, eine halbe Stunde kalt ausgesogen und dann zwei bis zehn Minuten gekocht.

Alle drei Zubereitungsformen können sowohl innerlich als auch äußerlich (Gurgeln, Umschläge, Bäder, Inhalationen) angewendet werden.

Inhalieren, aber richtig

Mit einem Sud oder auch den puren Pflanzen können die Inhaltsstoffe gezielt eingeatmet bzw. inhaliert werden. Geben Sie die Zutat in einen Topf mit heißem Wasser und kochen Sie alles vorsichtig auf. Danach beugen Sie den Kopf über den Topf und breiten ein großes Handtuch so darüber, dass der Dampf nicht entweichen kann. Nun atmen Sie die Dämpfe langsam und tief ein.

Achtung: Bei Kindern und älteren Menschen unbedingt dabeibleiben, um schmerzhafte Verbrennungen zu vermeiden. Auch die Temperatur muss regelmäßig kontrolliert werden.

Gewürzöl

Heilkraft für den ganzen Körper

Neben dem Wasser gibt es einen weiteren sehr bewährten »Botenstoff« für pflanzliche Inhaltsstoffe: das Öl.

Man kann aus jedem reinen, hochwertigen Trägeröl mit wertvollen Heilkräutern kostbares Gewürzöl herstellen. Es ist ein sanftes Verfahren, das den Heilpflanzen die Wirkstoffe schonend entzieht. Die Inhaltsstoffe gehen in das Öl über und geben ihm seine besondere Farbe, Duft und Wirksamkeit.

Gewürzöle selbst herstellen – so geht's

1. Die getrockneten Kräuter in ein sauberes Schraubglas füllen – gern randvoll – und mit einem geeigneten Trägeröl (Basisöl) aufgießen.
2. Das Glas fest verschließen und für etwa 4–6 Wochen an einem hellen Ort (z. B. Fensterbank) zum Reifen abstellen. Bitte das Gefäß täglich schütteln, damit sich die Wirkstoffe der Kräuter gut mit dem Basisöl vermischen.
3. Nach dem Reifeprozess den Ölansatz mithilfe eines Siebs in eine ausreichend große Auffangschale oder einen Topf filtern.
4. Falls Sie ein Massage- oder Duftöl herstellen möchten, können Sie das Gewürzöl nun noch mit ätherischen Ölen anreichern. Einige Tropfen sind ausreichend.
5. Abschließend das Öl über einen Trichter in eine hübsche Flasche füllen. Bitte darauf achten, dass sie dunkel ist, und die Flasche kühl lagern, da Licht und Wärme dem Öl nicht guttun.

Wissenswert
Kalt gepresste Öle werden von der Haut besonders gut aufgenommen.

Zwei der wichtigsten Hauptanwendungsgebiete von Gewürzölen sind neben der Nutzung beim Kochen und dem Einnehmen Hauterkrankungen und Verletzungen. Denn das Öl lässt sich unkompliziert auf die Haut auftragen und zieht danach auch schnell ins Gewebe ein, wodurch sich der Heilungsprozess beschleunigen lässt. Auch macht das Öl die Haut weicher und geschmeidiger.

Viele Gewürzöle werden zu Salben weiterverarbeitet, um der Heilwirkung des Öls noch weitere Inhaltsstoffe zur Hautpflege und Hautregeneration zusetzen zu können.

Heilende Salben werden seit Jahrtausenden in der Medizin ein-

gesetzt. Mit Gewürzen versetzt haben sie vielfältige Einsatzgebiete. Sie sind hilfreich bei angegriffener Haut und bei der Wundheilung. Auch bei Prellungen, Verstauchungen oder zur Linderung des Juckreizes kommen sie zum Einsatz. Das Schöne: Sie sind leicht anzurühren.
Die Berber haben eine traditionelle »Salbenküche«. Sie nutzen dafür ihre Öle, als Konsistenzgeber Bienenwachs oder härtere Pflanzenfette und geben Heilkräuter, ätherische Öle oder den Heilpflanzensud dazu. Die Salbe wird direkt auf die Haut gerieben oder auf Stoffe gegeben und dann als Wickel angewendet. Besonders in der Schönheitspflege sind Salben bis heute beliebt. Mit Sand versetzt nutzen die Berberfrauen übrigens Salbe traditionell als Peeling.
Eine weitere medizinische Nutzungsmöglichkeit von Gewürzölen ist die als Massageöl, hauptsächlich angewandt bei Zerrungen, Muskelkater oder Gelenkbeschwerden. Auch hier bietet das Öl des Heilgewürzes den Vorteil, dass es von außen aufgetragen rasch an seinen »Einsatzort« kommt. Bei Muskelbeschwerden lässt sich dieser Wirkmechanismus genauso gut nutzen und durch das Einmassieren des Öls ins Hautgewebe weiter beschleunigen.
Diese Massageöle besitzen einen aromatischen Eigengeruch, der als anregend und entspannend empfunden wird. Für eine zusätzliche Aromasteigerung und eine Intensivierung ihrer Heilwirkung kann man dem ausgesuchten Trägeröl gern noch ätherische Öle zusetzen.

Mein persönlicher Salbenumschlag

Ich verrühre die entsprechende Heilpflanze gerne mit Mehl, Mais oder Quark (im Fall von Mehl oder Mais kommt etwas Wasser dazu) und trage die Masse direkt auf die betreffende Stelle auf. Mit einem dünnen Tuch abdecken, entspannen und wirken lassen. Ich gönne mir in der Regel noch einen leckeren, entsprechenden Tee dazu.

Mein Lieblingsrezept gegen gestresste Haut

Diese Salbe lässt Rötungen und kleine Unregelmäßigkeiten verschwinden, Fältchen mindern sich und die Haut strahlt von innen heraus. Sie brauchen:
25 ml Schwarzkümmelöl
25 ml Arganöl
5 g Bienenwachs
10 Tropfen ätherisches Rosenblütenöl

Beide Öle zusammen mit dem Bienenwachs vorsichtig im Wasserbad erwärmen und langsam gut miteinander verrühren. Abkühlen lassen und das ätherische Öl in die abkühlende Masse geben. In eine kleine Dose füllen und kühl stellen. Regelmäßig als Gesichtsmaske einmal wöchentlich nutzen. Ein Tipp: Mehr Bienenwachs macht die Salbe fester, mehr Öl macht sie flüssiger.

Ätherische Öle

Wohlbefinden, das man erschnuppern kann

Ätherische Öle sind aromatische Stoffgemische, die von Pflanzen gebildet und gespeichert werden. Mit den hochkonzentrierten Ölen locken Pflanzen Insekten zur Bestäubung an, regulieren auf diese Weise den Wasserhaushalt, wehren Schädlinge ab und schützen sich so gegen Krankheiten, im Orient auch vor der starken UV-Strahlung. Aus den Blättern, Blüten, Schalen, Wurzeln oder anderen Pflanzenteilen können die ätherischen Öle gewonnen werden. Es gibt übrigens mehr als 3000 Arten dieser flüchtigen aromatischen Verbindungen.

Das Wort »ätherisch« leitet sich von dem griechischen Begriff *aither* ab und bedeutet »himmlisch« oder auch »Weite des Himmels«. Der Name verdeutlicht das Typische der ätherischen Öle: Sie verdunsten schnell und verteilen sich »himmelwärts«.

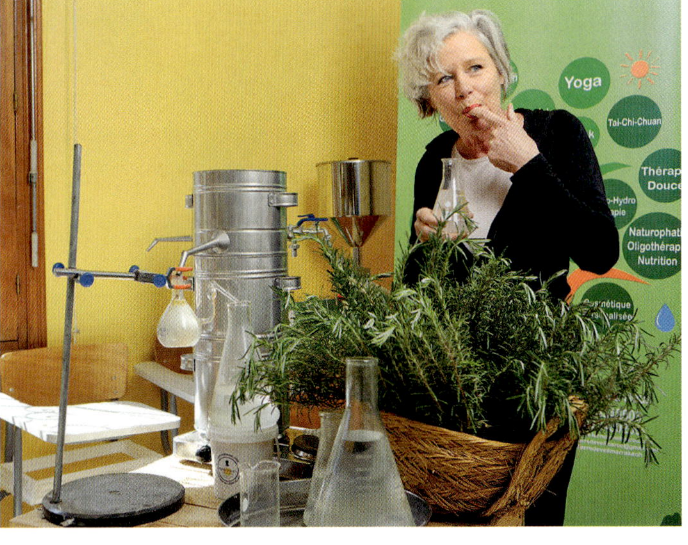

Mithilfe einer Destille lässt sich das Öl aus der gewählten Pflanze filtern und auffangen. Das Grundprinzip ist schnell erklärt: Wasser wird verdampft und sofort wieder abgekühlt, sodass es kondensiert. Bei der Herstellung ätherischer Öle wird der Wasserdampf durch das Pflanzenmittel geleitet. Durch die Hitze und den entstehenden Druck reißt der Wasserdampf die winzigen, hochflüchtigen Duftmoleküle mit sich und wird durch ein Kühlsystem in einen anderen Behälter geleitet. Hier kondensiert das Gemisch: Es entsteht das Hydrolat und das ätherische Öl, das sich durch seine geringere Dichte an der Oberfläche absetzt.

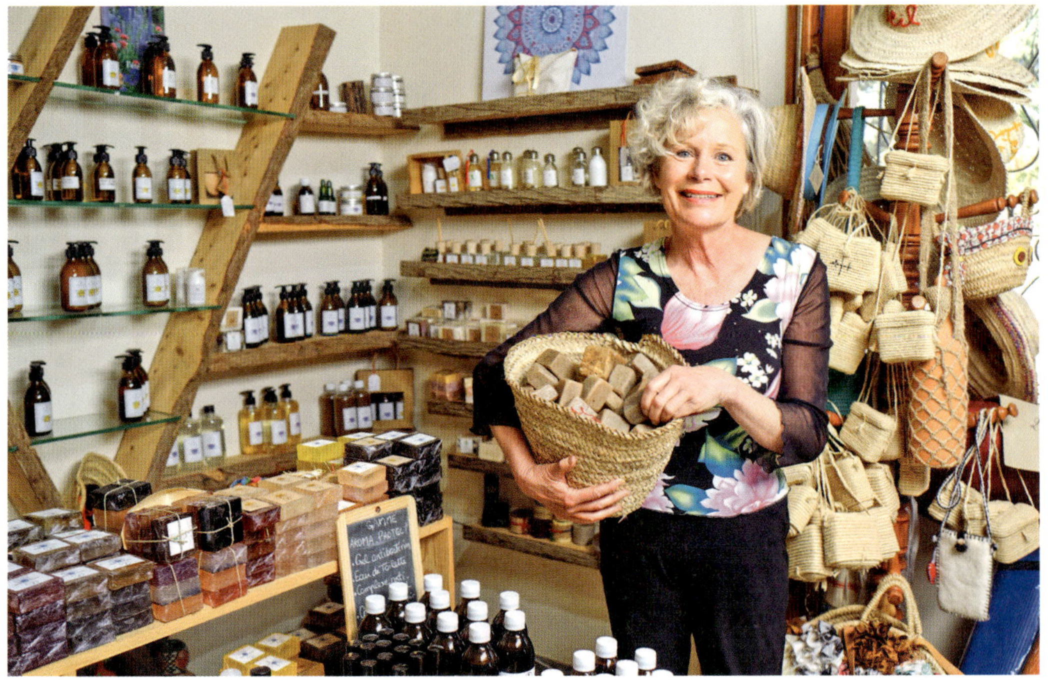

Die Wasserdampfdestillation von ätherischen Ölen ist aufwendig. Aus diesem Grund gibt es die Öle überwiegend vordestilliert in kleinen Fläschchen zu kaufen.

Ätherische Öle duften nicht nur wunderbar, sondern wirken auch positiv auf Körper, Geist und Seele. Dazu sind sie vielseitig verwendbar bei der Herstellung von Cremes, Salben und Duftwässerchen.

Die duftenden Pflanzenessenzen haben ein breites Einsatzgebiet:

- **Aromatherapie:** Über das Riechen beeinflussen sie Stimmungen und Gefühle, sind beruhigend, angstlösend, aufbauend, stärkend und fördern die Konzentration.
- **Inhalationen:** Über das Einatmen wirken sie schleimlösend, entkrampfend, schmerzlindernd sowie entzündungshemmend.
- **Massagen:** Über die Haut aufgenommen, entfalten ätherische Öle eine verdauungsregulierende, antivirale und antibakterielle Wirkung, helfen zu entspannen und zu entgiften (das gilt auch für Badezusätze).

Wissenswert

Bitte beachten Sie bei der Verwendung ätherischer Öle unbedingt:

- Ätherische Öle sind konzentrierte Substanzen und müssen sparsam verwendet werden.
- Niemals unverdünnt auf Schleimhäute geben!
- Nicht dasselbe Öl täglich benutzen und nicht über einen längeren Zeitraum.
- Auf das Mischungsverhältnis achten und die Dosierung nicht überschreiten.

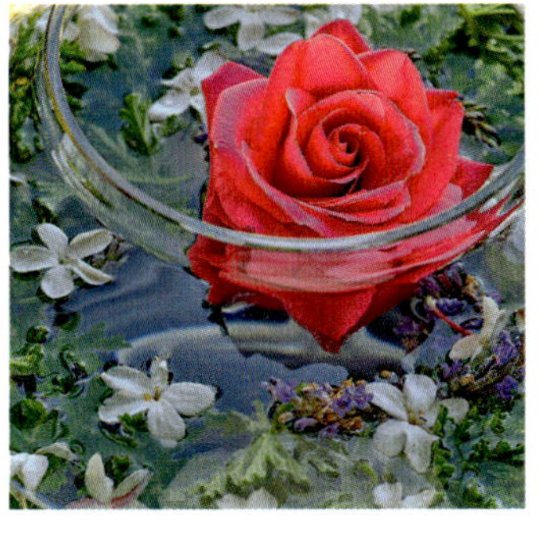

Pflanzen- oder Blütenwasser

Die edle Form, die Kraft der Natur zu genießen

Mein Tipp

Mit ätherischen Ölen und Pflanzenwässern muss man sparsam umgehen. Beim Kochen liebe ich es, Salate oder Gemüsegerichte einfach mit etwas Pflanzenwasser zu besprenkeln. Das gibt ein wunderbares, delikates Aroma – den berühmten letzten Pfiff! Im Sommer stelle ich Eiswürfel aus Pflanzenwasser her – sie machen jedes Getränk besonders.

In der orientalischen Heilkunde ist Pflanzen- oder Blütenwasser, auch Hydrolat genannt, sehr beliebt, denn es kann für viele Behandlungen genutzt werden. Es duftet schön und hat ähnliche Inhaltsstoffe wie die ätherischen Öle, nur in abgeschwächter Form. Am berühmtesten ist das Rosenwasser.

Hydrolate entstehen bei der Herstellung ätherischer Öle. Bereits in der Antike wurden entsprechende Destillationsanlagen von den Griechen gebaut und auch die Römer und Araber liebten Pflanzenwasser – es kam nicht nur in der Medizin zum Einsatz, sondern auch beim Kochen.

Pflanzenwasser lässt sich wie ätherische Öle gut in der Aromatherapie einsetzen. Auch Massagen, Bäder oder Inhalationen wirken über das Aroma und gehören im weiteren Sinne dazu. Die wohltuenden Gerüche beeinflussen die Stimmung und wirken anregend, beruhigend, entspannend. Körperliche und seelische Beschwerden werden gelindert.

Verbreitet ist der Einsatz von Duftlampen oder – wie verstärkt im Orient und Asien – das Räuchern.

Pflanzenwasser selbst gemacht

Pflanzenwasser können Sie leicht selbst herstellen. Wer nicht extra ein Destilliergerät kaufen möchte, kann sich mit der Espressokannen-Methode behelfen:

1. In den unteren Behälter der Espressokanne Wasser einfüllen und in das Sieb für das Espressopulver klein geschnittene Pflanzenteile geben. Die Kanne zuschrauben und auf dem Herd bei mittlerer Hitze erwärmen.
2. Warten Sie, bis sich – anstelle des Espressos – das mit den Wirkstoffen und ätherischen Ölen angereicherte Kondenswasser in der Kanne gesammelt hat.
3. Das Pflanzenwasser in ein desinfiziertes Glas abgießen, dieses zuschrauben und kalt stellen.

Räucherware

Das heilende Kokeln mit Tradition

Eine weitere Möglichkeit, Wirk- und Duftstoffe von Heilpflanzen zu nutzen, bietet das besonders im Orient beliebte Räucherwerk. Das Verräuchern bzw. Verkohlen von Harzen wie Weihrauch, Kräutern wie Rosmarin oder Hölzern wie Zedernholz ist eine viele Jahrtausende alte Tradition.
Ursprünglich wurden Pflanzenteile in den Tempeln zur Ehre der Götter verbrannt und schnell gab man dem Räuchern magische Zwecke: Man wollte damit Geister vertreiben, vor dem bösen Blick schützen, aber auch Krankheiten und Seuchen fernhalten oder heftige Liebe unter Paaren erwecken. Die Anlässe waren so vielfältig wie die Geschichten, die sich drum herum strickten, und irgendeine Weisheit versteckte sich hinter jedem einzelnen Duft.
Doch schnell merkte man, dass die angenehmen Düfte nicht nur die »dicke Luft« in gute Energie verwandelten, sondern auch das Herz zum Schwingen brachten. Räuchern tat gut, infolgedessen entwickelten sich viele Rezepturen zur Linderung spezieller Krankheiten und Beschwerden. Wer räuchert, öffnet zum einen gezielt die Sinne und geht dabei auf Stimmungen ein, zum anderen setzt über die Atmung die Heilwirkung ein. Man kommt zur Ruhe, wird konzentriert und kreativ, müde und entspannt, je nachdem, wie man es mag und welches Räucherwerk man verwendet.

Wissenswert
Räuchern mit Harzen bedeutet das Ende für Viren und Bakterien. Harze verströmen nicht nur einen speziellen Duft, sie vertreiben auch Krankheitskeime aus der Luft, wirken desinfizierend und reinigend.

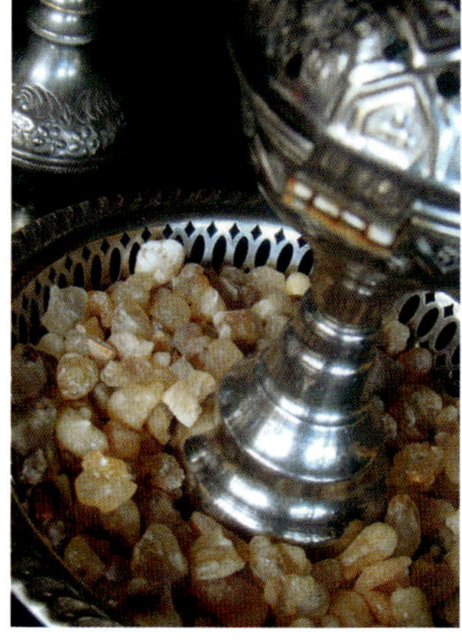

Räuchern leicht gemacht

Räuchern ist unkompliziert. Beim Räuchern verglimmen wir getrocknetes Pflanzenmaterial wie beispielsweise Blüten, Blätter, Samen, Rinden, Wurzeln und Harze auf einer Räucherkohle oder einem Stövchen mit Drahtsieb. Letzteres eignet sich am leichtesten in der Handhabung: die Räucherstoffe – bitte maximal einen kleinen Teelöffel voll! – auf das Sieb geben und ein Teelicht unter das Sieb stellen.
Im Orient allerdings sind Räucherschalen populär. Die Schale wird mit Sand gefüllt, denn dieser hält die Hitze in der Schale und belüftet die Kohle. Auf den Sand legt man ein Stück Kohle und zündet es an. Ist die Kohle dann durchgeglüht, gibt man die Räucherstoffe darauf.

Badezusätze und Seife

Gesunde Wonnen zum Eintauchen

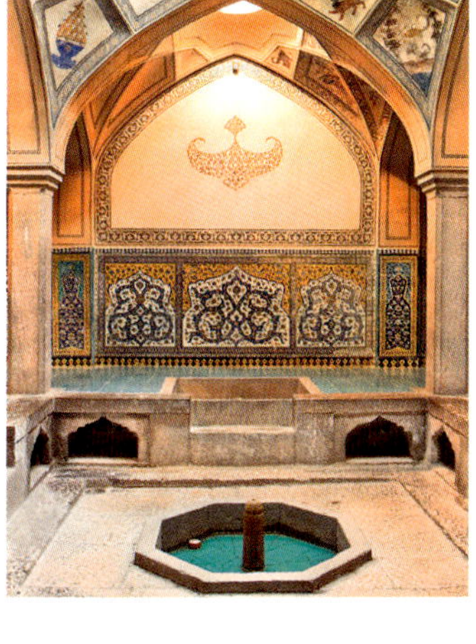

Die Bereicherung des Lebens durch lustvolles Baden, das ist Orient pur. Jeder kennt die verlockenden Bilder von prächtig ausgestatteten Badetempeln, in denen die Besucher kostbare Wohlgerüche und tiefe Entspannung erwarten. Wohlfühlbäder mit Heilpflanzen haben im Orient seit Jahrtausenden Tradition. Als in Europa in dieser Hinsicht noch »finsteres Mittelalter« herrschte, hatten die Araber schon eine hohe Kultur des Badens mit Wasseranwendungen bei Krankheiten entwickelt. Bis heute hat die Badekultur nichts an Faszination verloren. Wer der Welt ein Stück entfliehen und sich dabei verwöhnen will, steigt ins Bad. Baden reinigt, das ist klar. Aber Bäder dienen auch der Gesundheit.

Wissenswert
Heiße Bäder ermüden den Organismus. Deshalb sollten sie nicht länger als 20 Minuten dauern. Ein heilendes Vollbad sollten Sie in zwei Etappen vorbereiten: Zuerst einen Aufguss mit circa. 100–200 Gramm der Heilpflanze und 5 Litern heißem Wasser zubereiten. 10–20 Minuten ziehen lassen, abseihen und den Sud direkt vor dem Bad in das warme Badewasser geben. So entfalten die Kräuter am angenehmsten ihre heilende Wirkung.

Die Anwendungsgebiete sind weit. Bäder mit Heilpflanzen fördern die Durchblutung, aktivieren das Verdauungssystem, stärken das Immunsystem, lindern Entzündungen wie Arthritis oder Rheuma und helfen bei Hautkrankheiten.

Auch in unserem Gartenparadies auf der Safranfarm werden Gäste mit Wasseranwendungen verwöhnt. Meine Fußbäder sind bei den Gästen sehr beliebt. Geschützt von einem Schatten spendenden Dach aus Rosen, stehen hierfür Tontöpfe vor einer Sitzgelegenheit aufgereiht. Hier bereiten meine Mitarbeiter die herrlich entspannenden Fußbäder vor. Die Gefäße sind so groß, dass beide Füße gut nebeneinander Platz haben. Die Bänke sind bequem. Die Heilpflanzenzugaben können beliebig gewählt werden

und eine beruhigende und aufmunternde oder immunstärkende und entgiftende Wirkung haben.
Generell gilt: Warmes Wasser regt den Körper dazu an, die Gefäße weit zu stellen. Das senkt den Blutdruck. Thymian hilft vor dem Einschlafen. Minze bei Erkältungen.
Kaltes Wasser wirkt genau umgekehrt. Es stellt die Gefäße eng und wirkt so blutdrucksteigernd. Ein paar Rosenblätter zaubern eine wohltuende Stimmung. Eine Handvoll Rosmarin macht zusätzlich munter.

Mein geliebtes Anti-Stress-Fußbad

Das Wasser wird auf wohltuende 37 Grad erwärmt. Ich gebe einen Teelöffel geschnittenes Thymiankraut in eine Tasse Ziegenmilch, verrühre es kurz mit einem Holzlöffel und gieße die Mischung in das vorbereitete Wasser. Nun tauche ich meine Füße hinein. Nach einem anstrengenden Arbeitstag liebe ich es, im Schatten auf meiner Bank zu sitzen. Die Wärme, die Wirkstoffe breiten sich von den Füßen über meinen ganzen Körper aus, nämlich von den Nervenleitungen der Haut über das Rückenmark zu den inneren Organen. Alles entspannt, es fühlt sich herrlich an. Zusätzlich schnuppere ich den wunderbaren Thymianduft. Nach 15 Minuten bin ich ruhig und gelöst für eine wunderbar erholsame Nacht.

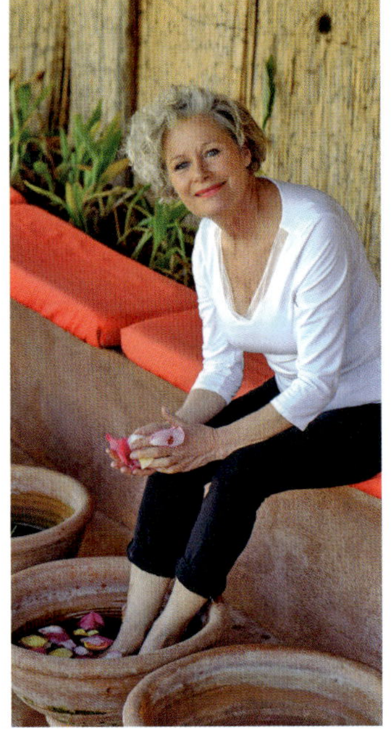

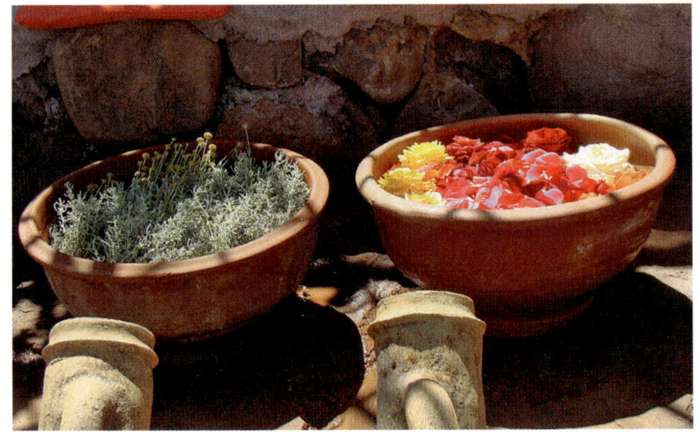

Baden dient natürlich auch der Körperpflege. Eine hochwertige Seife sollte dabei nicht fehlen und auf der Safranfarm benutzen wir eine ganz besondere: Es gibt niemanden, dem meine herrlich duftende Rosenseife nicht ein Lächeln auf die Lippen zauberte. Wer damit morgens duscht, startet vom Blütenduft berauscht in den Tag.

Wunderbare Düfte gehören zum Orient wie farbenfrohe Mosaiken und herrlich stimmungsvolle Gärten. Ich war vom ersten Tag an von der Duftvielfalt Marokkos fasziniert und so war schnell die Idee geboren, in einer traditionell arbeitenden Seifenmanufaktur aus meinen wertvollen Pflanzen ebenso wertvolle Seifen anfertigen zu lassen.

Wissenswert

Seife hat eine lange Geschichte, erste Hinweise sind dreitausend Jahre alt. Übrigens wurde Seife auch in der Bibel erwähnt. Die Seife, die wir heute kennen, verdanken wir den Arabern, die sie nach Europa brachten.

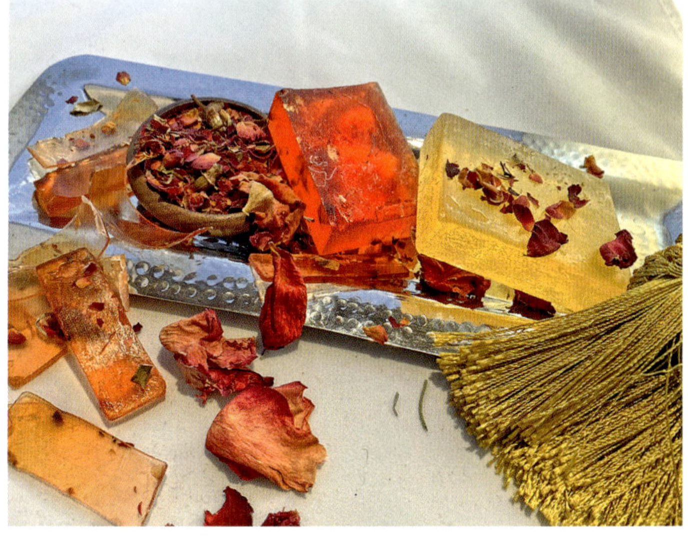

Seifen halten sauber und helfen dadurch auch, Krankheiten zu vermeiden. Aber sie sind auch in weiterer Hinsicht ein Heilmittel: Mit den richtigen Inhaltsstoffen helfen sie, angegriffene Haut zu beruhigen, und sie können sogar Verletzungen heilen. Außerdem wichtig: Sie sind Aromen für die Seele. So wirkt eine Safranseife aufhellend, die Rosenseife verklärend, die Rosmarinseife kraftspendend. Es gibt sogar eine gut gemischte Kräuterseife, die viele Inhaltsstoffe vereint und bei einem täglichen Gebrauch die Konzentration ankurbelt.

Der Weg zur persönlichen Heilseife

Seife lässt sich ganz leicht selbst herstellen und Sie können dabei Ihren Vorlieben und Bedürfnissen entsprechend die Zutaten frei wählen. Aber bitte: Achten Sie auf natürliche und hochwertige Zutaten! Und so gelingt es:

Fertige Rohseife (auch Basisseife genannt) fein hobeln und mit etwas Wasser in einem Topf unter Rühren erwärmen. Wenn die Seife geschmolzen ist, Honig, Pflanzenöl und frische oder getrocknete Gewürze einrühren. Auf 500 Gramm Rohseife maximal 10 Tropfen ätherische Öle verwenden, dazu circa 1 Esslöffel Gewürze und/oder Gewürzöl.

Das schönste Haus ist das,
welches jedermann offen steht.

Arabisches Sprichwort

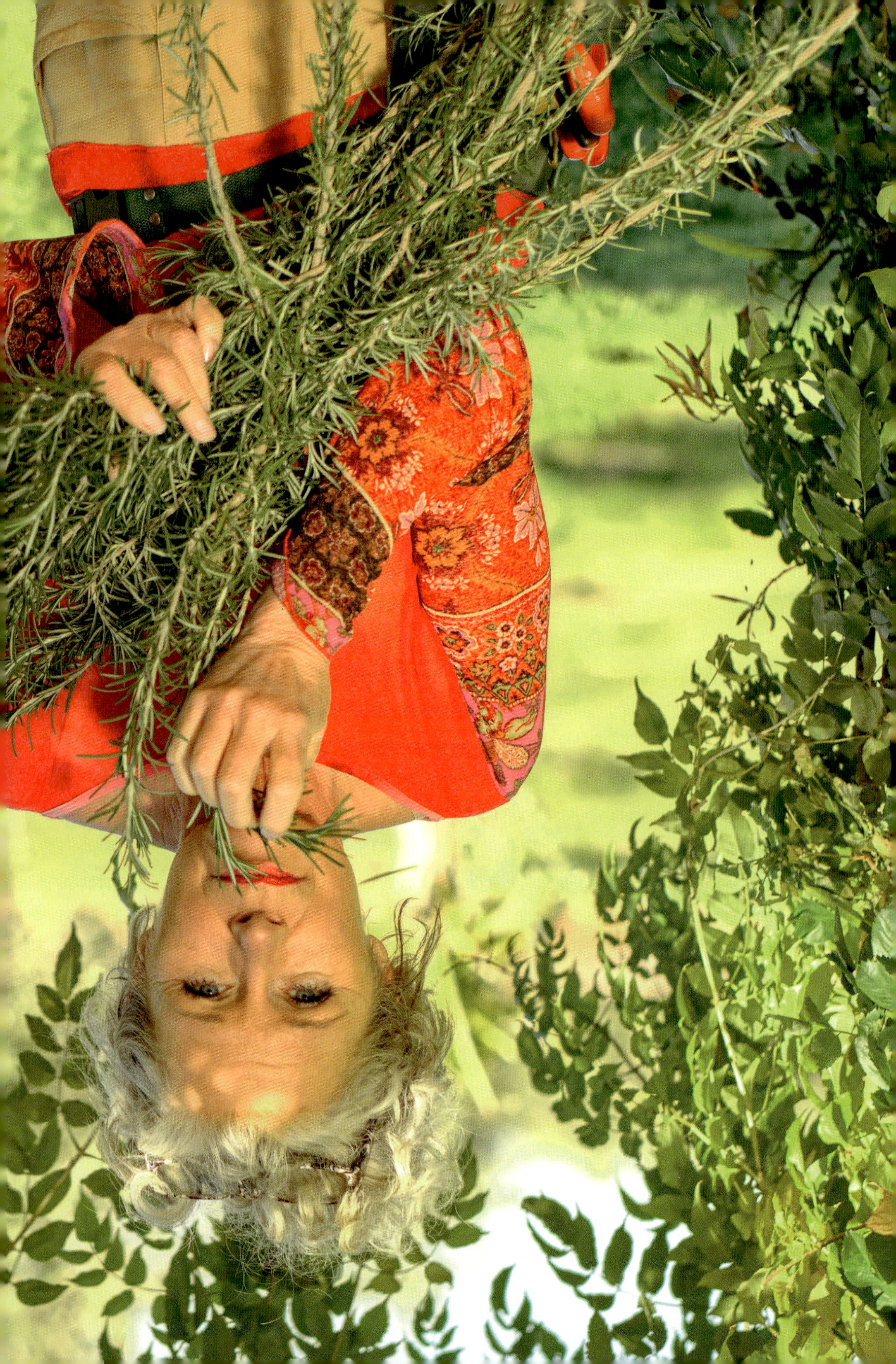

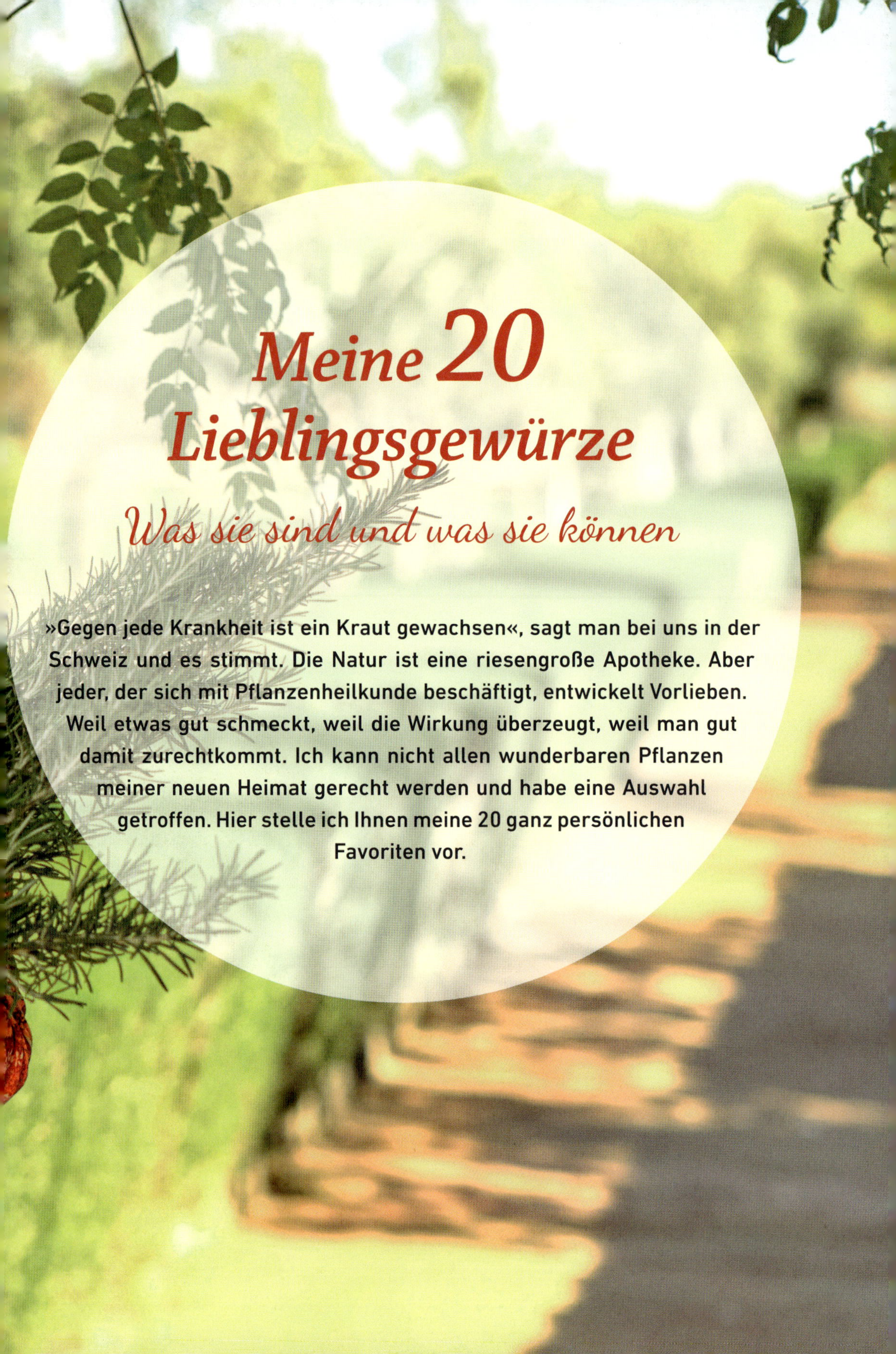

Meine 20 Lieblingsgewürze

Was sie sind und was sie können

»Gegen jede Krankheit ist ein Kraut gewachsen«, sagt man bei uns in der Schweiz und es stimmt. Die Natur ist eine riesengroße Apotheke. Aber jeder, der sich mit Pflanzenheilkunde beschäftigt, entwickelt Vorlieben. Weil etwas gut schmeckt, weil die Wirkung überzeugt, weil man gut damit zurechtkommt. Ich kann nicht allen wunderbaren Pflanzen meiner neuen Heimat gerecht werden und habe eine Auswahl getroffen. Hier stelle ich Ihnen meine 20 ganz persönlichen Favoriten vor.

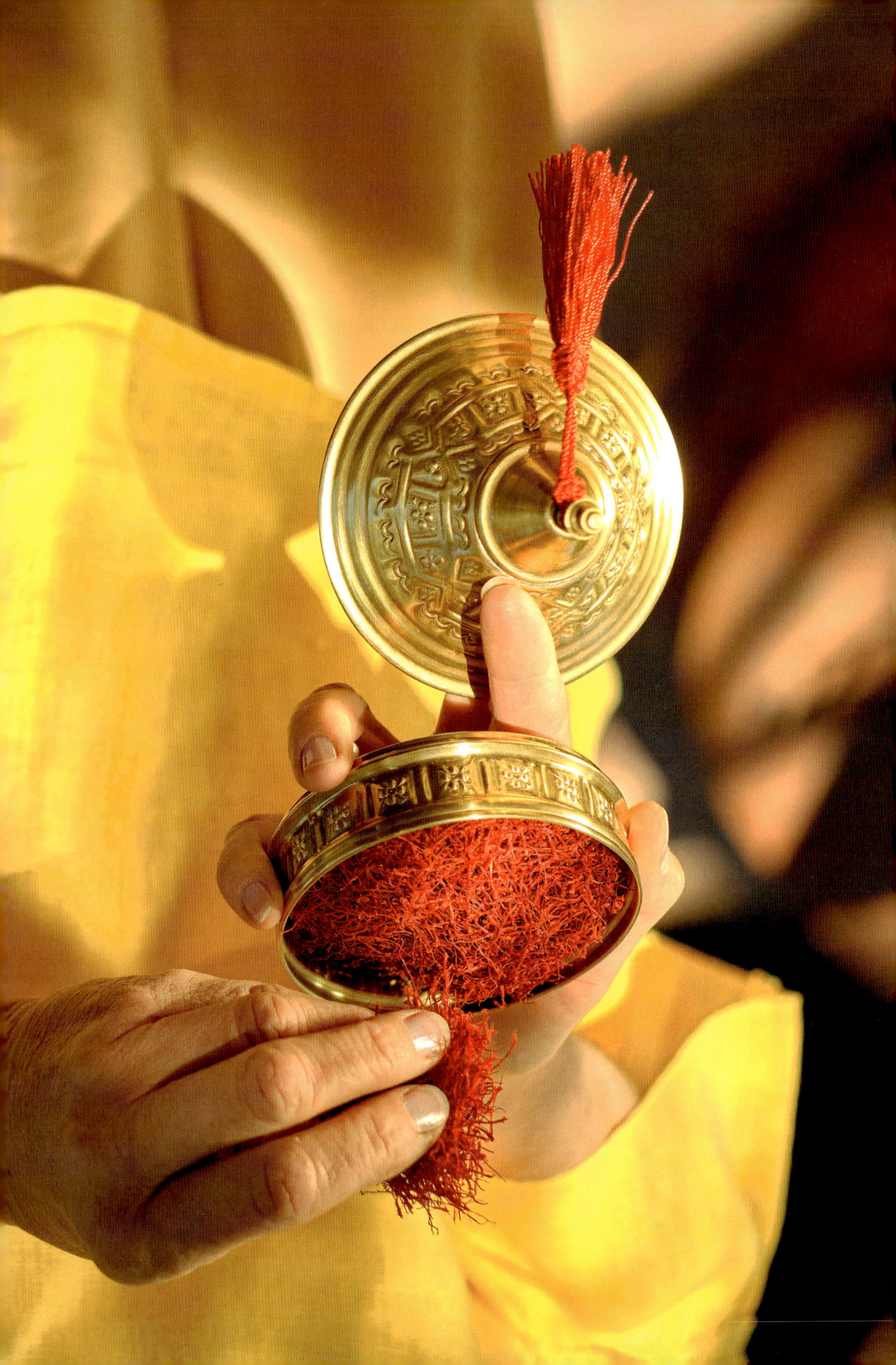

SAFRAN

Das »rote Gold«, wertvollstes der Gewürze

Safran ist ein magisches Gewürz, mit dem jeder etwas verbindet«, kläre ich meine Besucher über das teuerste Gewürz der Welt gern auf. Ich zeige ihnen dann einen der kleinen roten Fäden in meiner Handfläche. »Hier, diese Fädchen haben einen Siegeszug um die Welt geschafft und sind in allen Kulturen berühmt.«
Und es stimmt: Wer Safran hört, denkt sofort an die gelbliche Färbung aromatischer Gerichte wie die spanische Paella oder das italienische Risotto. Aber Safran hat seinen Preis, da die Pflanze, ein Krokus, nur einmal im Jahr blüht und die Ernte extrem aufwendig ist. Für ein Kilogramm Safran braucht man 150 000 bis 200 000 Blüten. Geerntet wird frühmorgens und immer in reiner Handarbeit. Eine Pflückerin schafft nur wenige Gramm am Tag. Für ein Gramm Safran muss man deshalb je nach Qualität zwischen 10 und 50 Euro rechnen. Doch es lohnt sich und ich nutze Safran sowohl zum Kochen als auch intensiv in der Medizin und Schönheitspflege.

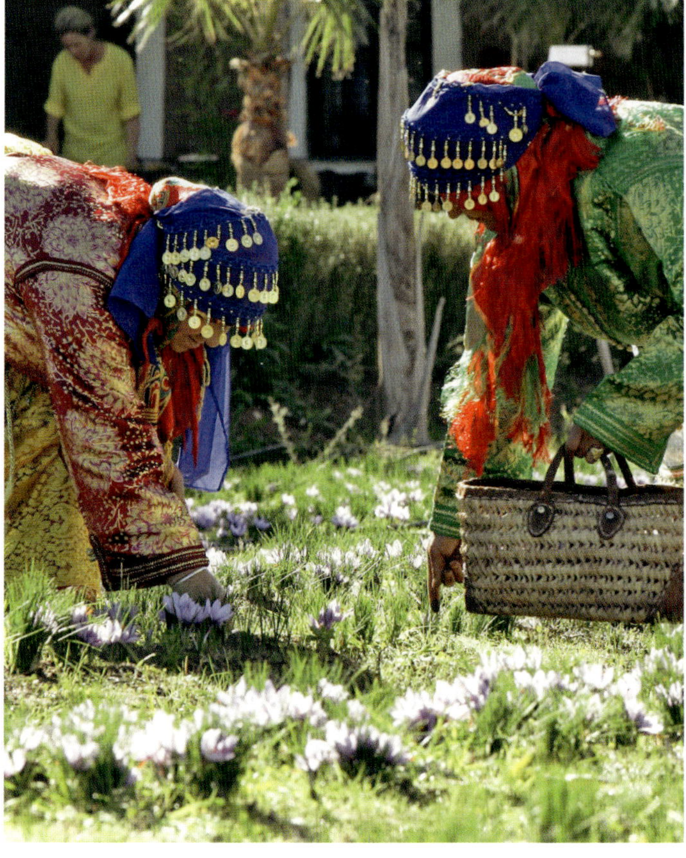

GESCHICHTE UND EIN BISSCHEN DRUM HERUM

Als Ursprungsgebiet des Safrans gilt nach neuesten Wissenschaftsergebnissen Kreta. Dort hat man fast 4000 Jahre alte Hinweise auf ihn gefunden. Niemand weiß allerdings, wie und warum man auf die Idee kam, ausgerechnet die Griffelfäden einer Pflanze zum Färben, Würzen und Heilen zu verwenden. Aber der Safran begeisterte und eilte sehr schnell als Kostbarkeit in die Welt.
In der Antike hat man Safran als Luxusartikel regelrecht gefeiert. Aufgrund der extrem hohen Preise galt er als Gewürz der Herrscher. Wer Safran nutzen konnte, war reich und mächtig. Goldgelbe, mit Safran

Was genau ist eigentlich Safran?

Safran wird aus einer robusten Krokusart gewonnen, die Temperaturen von –15 bis +40 Grad erträgt. Sie blüht in kräftigem Violett, allerdings nur im Herbst. Blühende Safranfelder sind immer eine Attraktion, da sie ein spektakulär schöner, aber seltener Anblick sind. Von der prächtigen Blüte werden bei der Ernte die drei roten Safranfäden von Hand herausgezupft und vorsichtig getrocknet.

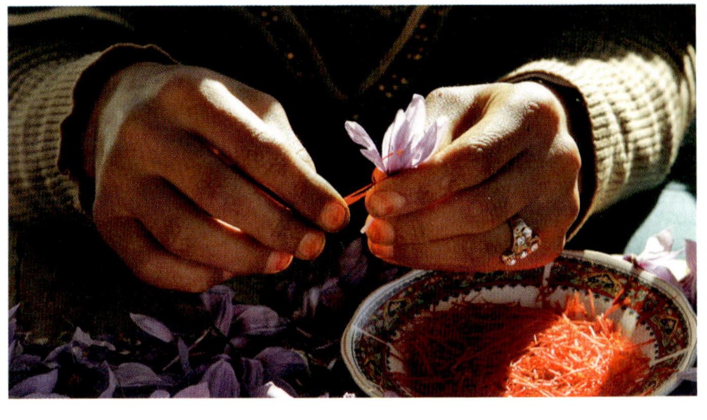

gefärbte Gewänder galten als Statussymbol. Aber nicht nur Farbe und Aroma begeisterten, sondern auch die positiven Auswirkungen auf das Lebensgefühl.

Eine Zeit lang geriet der Safran in Vergessenheit, bis er mit den Arabern nach Spanien und damit nach Europa kam. Ab dem Mittelalter war Safran wieder populär und ist bis heute aus der Küche und auch aus der Naturmedizin nicht mehr wegzudenken.

SO WIRKT SAFRAN

Safran wird seit vielen Jahrhunderten gegen diverse Beschwerden eingesetzt und rückt seit einigen Jahren wieder verstärkt in den Fokus der Pharmazie. Neueste Studien belegen die Wirksamkeit als natürliches Antidepressivum. Safran gilt als wahrer Stimmungsaufheller, lindert nachweislich Ängste, entspannt und stimmt dauerhaft positiv. Das Wertvolle: Man schläft nachts gut und ist morgens antriebsstark. Ein Wachmacher für Leistungsträger!

Durch die entzündungshemmende Wirkung kommt Safran sowohl bei Atemwegserkrankungen wie Asthma und Husten als auch bei Zahnfleischproblemen und der Wundversorgung zum Einsatz. Safranhaltige Salben sind beliebt. Darüber hinaus ist er krampflösend und wird bei Menstruationsbeschwerden und Magenproblemen eingesetzt. Traditionell wirkt Safran als Aphrodisiakum und bringt Potenz und Libido in Schwung.

Achtung: Viel hilft nicht immer viel! Safran darf nicht überdosiert werden und ist deshalb in der Schwangerschaft tabu. Ab circa 10 Gramm ist man erst fröhlich und überdreht, dann setzt die tödliche Wirkung ein. Daher spricht man im Orient bei einer Safranvergiftung vom »lachenden Tod«.

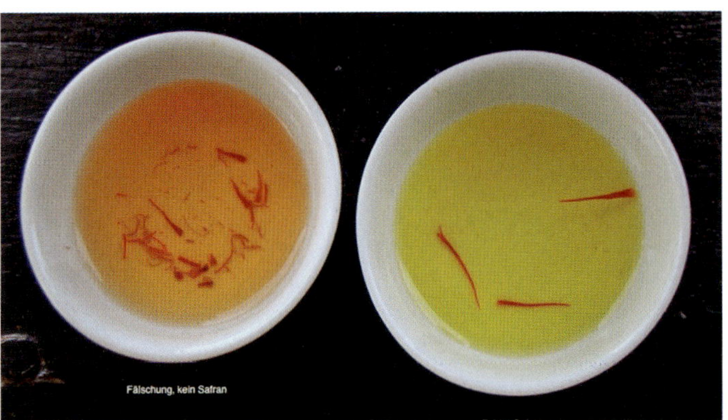

Wissenswert
Achtung Fälschung! In Touristenhochburgen sollten Urlauber auf Märkten aufpassen, dass sie nicht übervorteilt werden. Dabei ist echter Safran leicht zu erkennen: Die roten Safranfäden haben am oberen Ende eine trichterförmige Öffnung und sind eingekerbt. Zusätzlich gibt der Wassertest Sicherheit: Wenn man einen Safranfaden in ein wenig Wasser gibt, muss er schwimmen. Es dauert circa 15 Minuten, bis sich das Wasser gelb färbt. Der Safranfaden selbst behält seine rote Farbe.

Mein Tipp
Ganze Fäden kaufen, da man einfacher erkennen kann, ob es echter Safran ist!

Dies und das
Safran sollte nie lange mitgekocht werden. Besser: Die Safranfäden leicht zermörsern, mit 1 Esslöffel warmem Wasser anrühren und dieses Konzentrat dem Gericht zugeben.

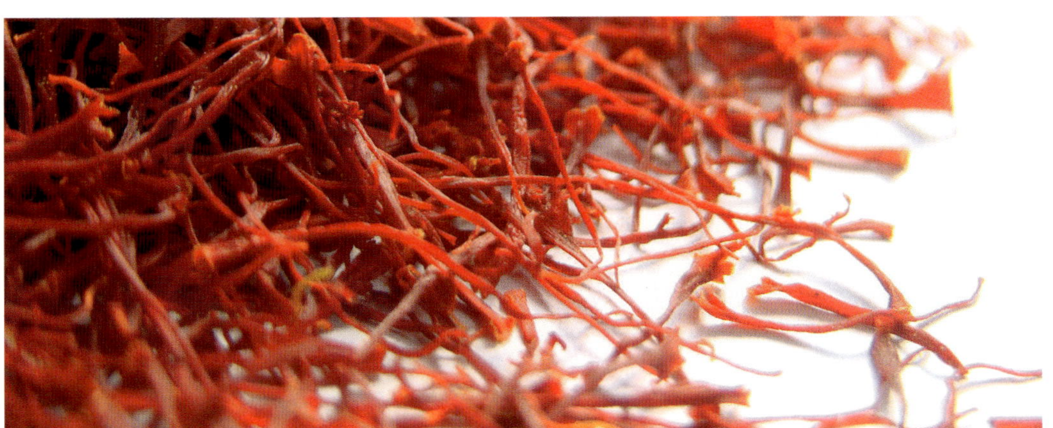

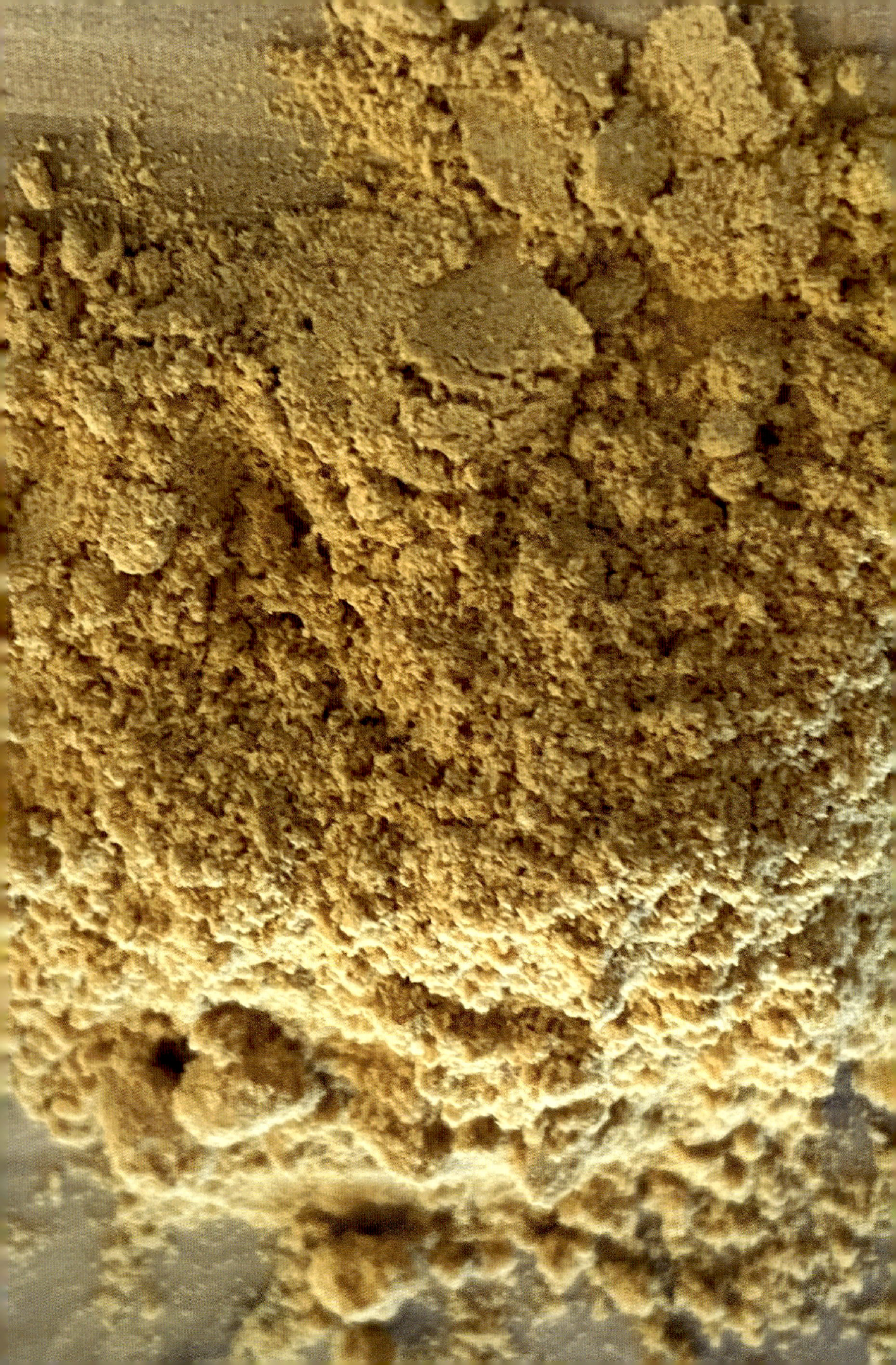

INGWER

Ein moderner Reiseheld mit ganz viel Tradition

Eine holprige Bergstraße, die sich auf einen 2000 Meter hohen Pass hochschraubt. Äußerst kurvenreich mit steil abfallenden Hängen, ohne jegliche Stützmauer. »Ein typisch marokkanisches Abenteuer!«, erkläre ich meinen Gästen, meistens kleine Reisegruppen aus Europa, die ich im Auftrag einiger Reiseagenturen zu den authentischen Märkten der Berber führe. »Mir wird gleich übel«, rufen einige und tatsächlich ist Reiseübelkeit bei solchen Touren normal. Ich bin vorbereitet und habe immer ein kleines Gläschen mit frischen Ingwerstückchen dabei, die ich den mir anvertrauten Gästen anbiete. »Die helfen sofort«, versichere ich und an der fröhlichen Stimmung merke ich, dass es stimmt.

Den Tipp mit dem Ingwer bekam ich während meiner ersten Marokkoreise 2006 auf der Fahrt ins Wüstenstädtchen Zagora. Es war heiß, das Auto klapprig und der Fahrer wollte Niki Lauda sein. Mich hat damals Ingwer gerettet und ich habe seitdem nie mehr eine Reise angetreten, ohne Ingwer in der Tasche zu haben. Er ist ein echtes Wundermittel gegen Übelkeit und Schwindel. Aber Ingwer kann noch viel mehr: Wer täglich etwas frischen Ingwer isst, bleibt gesund und fit.

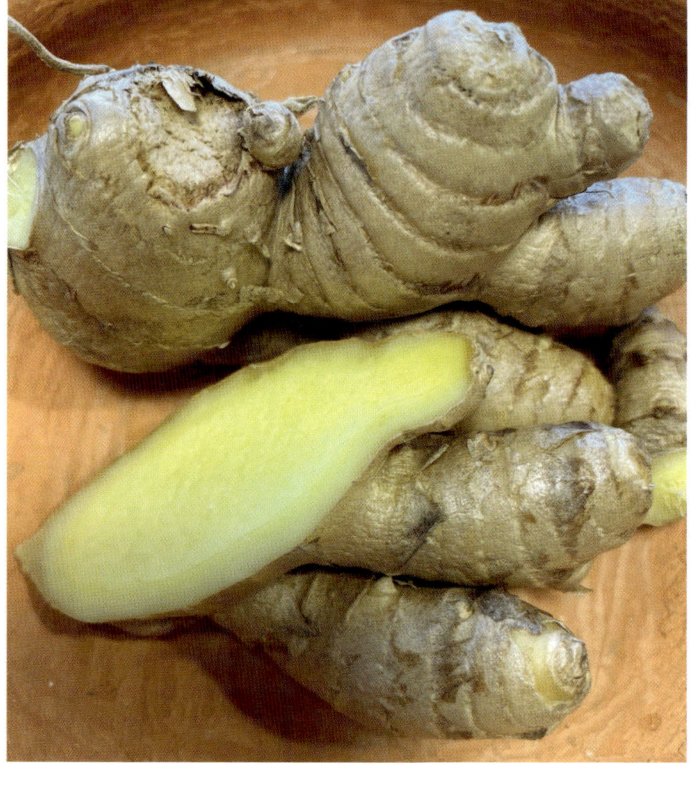

GESCHICHTE UND EIN BISSCHEN DRUM HERUM

Knubbelig, hellbraun und mit harter, frisch glänzender Schale, so liegt er traditionell nicht nur auf asiatischen und orientalischen Märkten, sondern seit einigen Jahren auch in unseren Supermärkten und Bioläden: Ingwer. Es ist der Wurzelstock der nur circa 20 Zentimeter hohen, krautigen und optisch schilfartigen Ingwerpflanze. Sie wächst in den Tropen und Subtropen. Wer wo und wann den aromatischen Geruch und den würzigen Geschmack entdeckt hat, ist nicht bekannt. Verschiedene Quellen deuten auf Sri Lanka und Indonesien.

Wie wird Ingwer am besten verwendet?

Unter der etwas unansehnlichen Schale der Ingwerknolle steckt eine Vielzahl an Inhalts- und Wirkstoffen. Bei einer unbehandelten Wurzel kann man die Schale mitessen, ansonsten sollte man die Knolle dünn schälen. Optimal entfaltet Ingwer seine Wirkung, wenn man ihn in dünne Scheiben schneidet. Zum Kochen verwenden Sie am besten frischen Ingwer. Er hält sich in ein feuchtes Tuch eingewickelt 1–2 Wochen im Kühlschrank. Ingwerknollen werden in der Regel nicht schlecht. Zwar gibt eine »alte« Pflanze weniger Inhaltsstoffe ab, hat aber dafür ein intensiveres Aroma.

In der asiatischen Medizin ist die heilsame Wirkung seit Jahrtausenden berühmt. Man ging davon aus, dass roher Ingwer die Körperoberfläche widerstandsfähig gegen Krankheiten macht, getrockneter Ingwer dagegen wärmt und das Verdauungssystem pflegt. Übrigens hat schon Konfuzius empfohlen, mit Ingwer auf die Reise zu gehen. Über den Seehandel fand Ingwer seinen Weg nach Europa und war in der Antike beliebt. Später eroberte er sich einen festen Platz in der Klostermedizin. Hildegard von Bingen schwärmte von dem positiven Einfluss auf die Verdauungssäfte. Seeleute kauten übrigens jahrhundertelang Ingwerstücke gegen die Seekrankheit.

Doch populär ist Ingwer in Europa erst wieder seit den 1960er-Jahren, was Fachleute mit dem Reiseboom in Zusammenhang bringen und dem Trend zur Naturmedizin.

Das Hauptanbaugebiet ist heute Indien, aber neuerdings wird Ingwer auch vereinzelt in Europa angepflanzt, Tendenz steigend.

SO WIRKT INGWER

In der scharfen Wurzel stecken mehr als 150 Inhaltsstoffe und der Effekt von Ingwer zeigt sich schnell: Das Gewürz ist stark schweißtreibend und wirkt sowohl frisch als auch verarbeitet beruhigend und krampflösend. Deshalb wird es nicht nur gegen Reisekrankheiten, sondern verstärkt bei Erkältungskrankheiten angewendet sowie bei allen Verdauungsbeschwerden. Durch die Scharfstoffe kommt es zu einer verstärkten Ausschüttung von Verdauungsenzymen, sodass die Verdauung auf Hochtouren läuft und der Stoffwechsel angekurbelt wird.

Aber Ingwer hat auch eine entzündungshemmende und schmerzstillende Wirkung und ist bei rheumatischen Beschwerden im Einsatz. Außerdem steht er in dem Ruf, die Sehkraft des Menschen zu fördern.

Doch das sind alles nur Beigaben: Berühmt ist Ingwer, weil er ein richtiger Energiebooster ist und unser Immunsystem schnell und sicher auf Trab bringt. Deshalb hat Ingwer inzwischen in der westlichen Schulmedizin Einzug gehalten. Derzeit wird er populär in der Alzheimer-Medizin.

Wissenswert
Das in der Ingwerknolle enthaltene Gingerol regt die Speichelproduktion an. Deshalb ist Ingwer ein schnell wirksames und praktisches Mittel gegen Mundgeruch: einfach ein Stückchen geschälten Ingwer kauen. Eine ähnliche geruchshemmende Wirkung zeigt Ingwer bei unangenehm riechenden Füßen und auch Schweißgeruch. Nehmen Sie ein Fußbad oder waschen Sie sich mit Ingwerwasser. Insgesamt wirken aufgeschnittene Ingwerscheiben wunderbar gegen schlechte Gerüche.

Mein Tipp
Wer Ingwer schneidet und sich anschließend an die Augen fasst, erlebt eine unangenehme Überraschung. Deshalb gilt: Sofort danach Hände waschen oder Handschuhe tragen!

Dies und das
Obgleich Ingwer erwiesenermaßen Schwangerschaftsbeschwerden lindern kann, ist beim Verzehr ab dem 6. Schwangerschaftsmonat Vorsicht geboten. Der Grund dafür liegt in den Inhaltsstoffen der scharfen Pflanze, die bei übermäßigem Genuss gesundheitsschädlich auf das Ungeborene einwirken können.

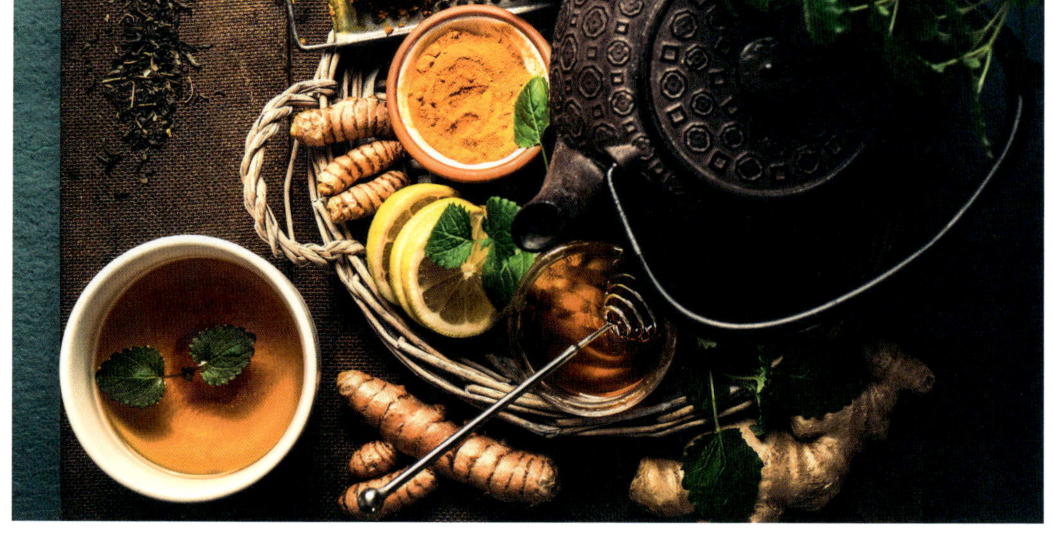

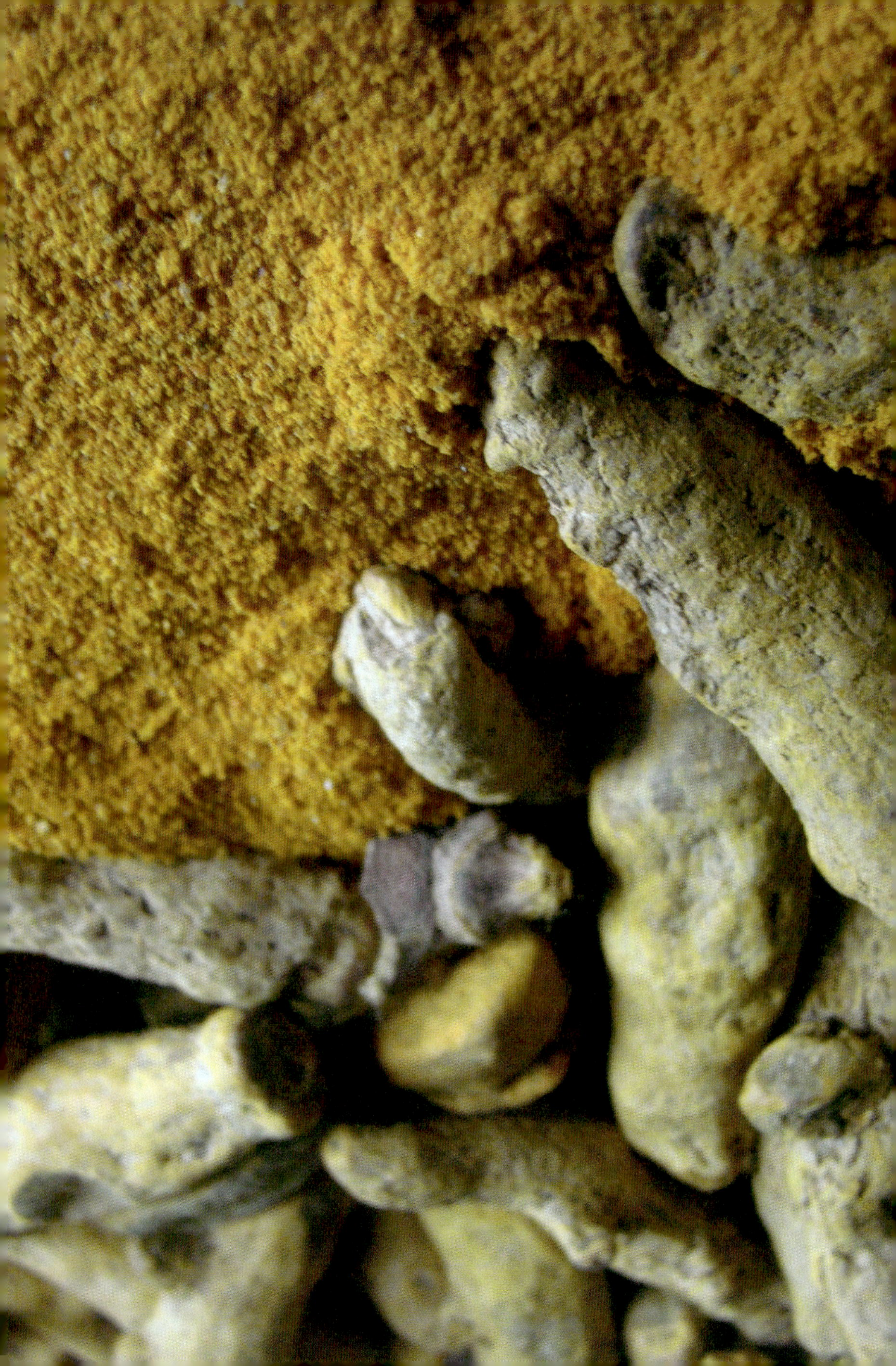

KURKUMA

Die heilige Wunderwurzel mit der Sonnenfarbe

Wenn ich an Kurkuma denke, fällt mir auch gleich Safran ein. Warum? Weil beides oft »verwechselt« wird. Mit ein bisschen rotem Farbstoff wird Kurkuma zu Safran umdeklariert – auf den ersten Blick nicht zu erkennen. Bei vielen fliegenden Händlern der Souks kostet das falsche Safranpulver so nur einen Bruchteil und das bekomme ich von einigen meiner Gäste »durch die Blume« verraten. Denn mein liebevoll und sorgfältig angebauter marokkanischer Safran hat natürlich seinen Preis. Doch dann brösele ich das angeblich so wertvolle Safranpulver in meine Handfläche, gebe etwas Wasser dazu und prompt färbt sich meine Hand knallgelb. Ganz klar: Fälschung! Die Gäste sind enttäuscht und ich fühle mich in meinem Einsatz für ein sorgfältiges Produkt bestätigt.

Kurkumapulver sollte man trotzdem nutzen, denn es sieht nicht nur appetitlich aus, sondern schmeckt auch gut und ist richtig gesund. Ich liebe es in unseren marokkanischen Tajines, einfach lecker! Übrigens steckt Kurkuma auch in der berühmten marokkanischen Gewürzmischung Ras el-Hanout und nicht zu vergessen in meinem persönlichen Morgen-Motivationsdrink, einem ganz speziellen Tee, den es nur bei mir privat gibt. Bei Ihrem nächsten Besuch sind Sie herzlich eingeladen!

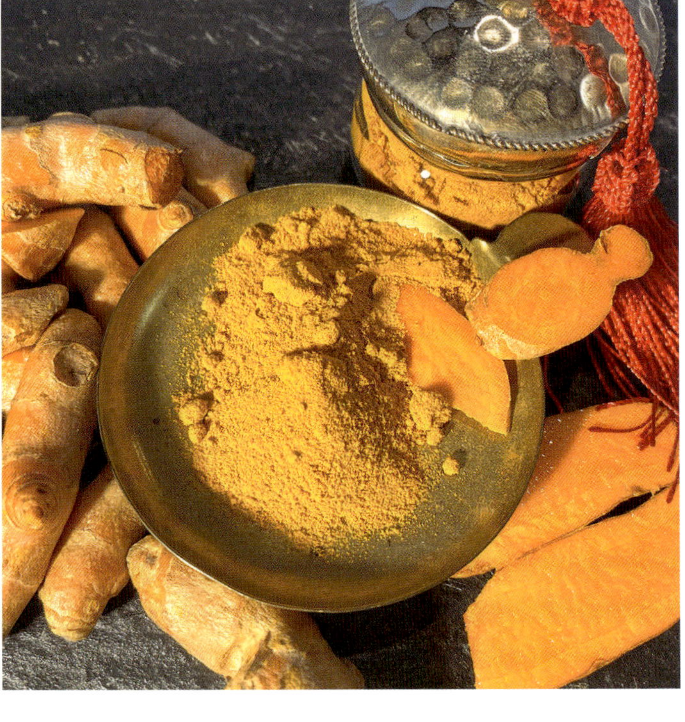

GESCHICHTE UND EIN BISSCHEN DRUM HERUM

Kurkuma, auch Gelbwurz genannt, ist ein Ingwergewächs und erinnert mit den hellgrünen, bis zu einem Meter hoch wachsenden Blättern an Schilf. Genutzt wird der Wurzelstock der Pflanze. Kurkuma ist ein heiliges Gewürz und eine bewährte Heilpflanze in Indien. Ihre Verwendung in der ayurvedischen Medizin ist mindestens 3000 Jahre alt. Ayurveda ohne Kurkuma geht nicht! Seit dem frühen Mittelalter ist die kräftig orange gefärbte Wurzelknolle auch in Nordafrika und Europa gebräuchlich.

Wie wird Kurkuma am besten verwendet?

Im Orient ist man von der gesundheitlichen Bedeutung von Kurkuma überzeugt und kocht ausgiebig mit pulverisierter oder frischer Gelbwurzel. Gemahlenes Pulver hält, trocken und lichtgeschützt gelagert, sehr viel länger als die frische Wurzel. Frische Kurkuma lagert man am besten im Kühlschrank, eingeschlagen in ein feuchtes Geschirrtuch. Sowohl das Pulver als auch die frische Wurzel sparsam verwenden, da Kurkuma leicht bitter schmecken kann, wenn man es zu großzügig einsetzt. Die frische Wurzel wird fein gerieben und sollte erst am Ende der Garzeit zugegeben werden, damit sich das Aroma optimal entfalten kann. Beim Reiben der Wurzel unbedingt Einweghandschuhe tragen, da sie bei Kontakt mit der Haut extrem gelb färbt.

Unverzichtbar ist Kurkuma in vielen unserer Gewürzmischungen. Die Hauptrolle aber spielt die Gelbwurz im indischen Curry. Indien, wo das Ingwergewächs Kurkuma hauptsächlich angebaut wird, ist gleichzeitig der größte Abnehmer: 80 Prozent der Ernte bleiben vor Ort. In der Regel wird das Gewürz in Pulverform genossen, in Thailand beispielsweise verwendet man die Knolle jedoch eher frisch.

SO WIRKT KURKUMA

Während bei Ingwer die Scharfstoffe wirksam sind, überzeugt bei der eher bitter schmeckenden Kurkumawurzel der gelbliche Farbstoff Curcumin. Dieser wird von der Pflanze gebildet, um gegen Schadstoffe und Krankheiten gefeit zu sein, und was bei der Pflanze hilft, wirkt auch bei Menschen.

Durch die Nähe zum Ingwer ist auch die Wirkung ähnlich. Es bestehen Parallelen im Geschmack, im Aroma und in der Wirkung auf die Verdauungsorgane.

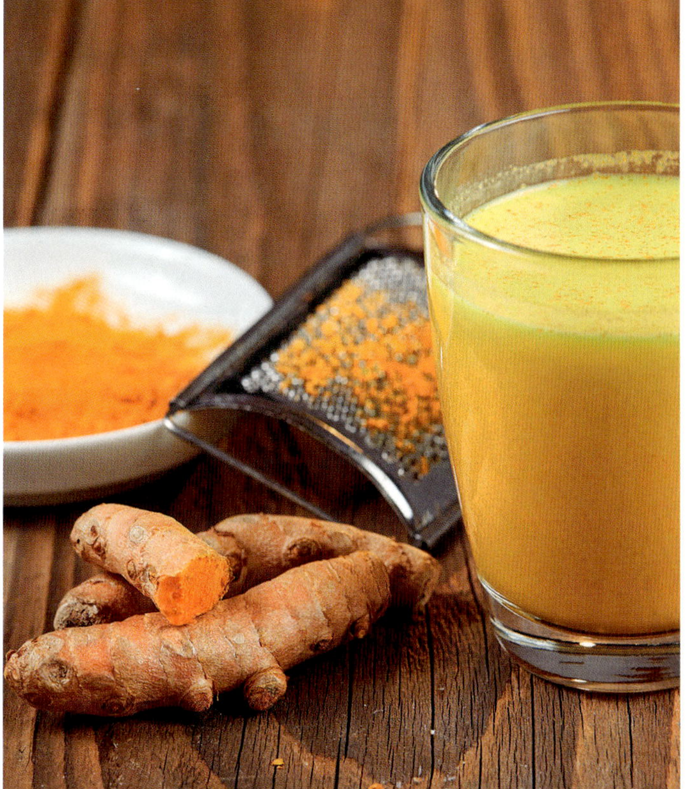

Zur innerlichen Anwendung wird Kurkuma in Milch oder Öl eingerührt, äußerlich auf Wunden aufgetragen. Kurkuma hilft bei Verdauungsbeschwerden wie Blähungen und Völlegefühl, außerdem hat sie einen wertvollen Einfluss auf die Fettverdauung und bei Funktionsstörungen der Gallenblase.
Da Curcumin entzündungshemmend, antiseptisch und schmerzlindernd wirkt, wird Kurkuma gern, ähnlich wie Ingwer, bei Arthritis, Arthrose und Gelenkproblemen eingesetzt. Im Orient wird Kurkuma, ähnlich wie in Asien, zur Behandlung von Magenschmerzen oder Koliken herangezogen und sie soll bei Husten helfen.

Wissenswert
Curcumin kann vom menschlichen Körper besser in Verbindung mit schwarzem Pfeffer und dem darin enthaltenen Piperin aufgenommen werden. Deshalb sollte man Kurkumapulver immer etwas schwarzen Pfeffer zusetzen. Bei den fertig gekauften Produkten ist häufig schon Pfeffer zugegeben.

Mein Tipp
Kurkuma am besten immer wieder frisch und in kleinen Mengen nachkaufen! Bei zu langer Lagerung verliert sie nicht nur ihr Aroma, sondern auch ihre ätherischen Öle und die Inhaltsstoffe verlieren ihre Wirksamkeit.

Dies und das
Kurkuma entfaltet auch in Pulverform ihre volle Wirkung und ist deshalb leicht nutzbar. Neben heißem Tee mit Kurkuma erfreut sich Kurkumawasser großer Beliebtheit. Genau wie beim Tee gehen die gesunden Inhaltsstoffe in das Wasser über und können so dem Körper zugeführt werden. Wenn Sie von der gesunden Wirkung des Gewürzes profitieren möchten, geben Sie einfach etwas Kurkuma in eine Tasse warmes Wasser. Gut umrühren und sofort trinken! Eventuell mit einem Spritzer Zitrone und etwas Honig verfeinern.

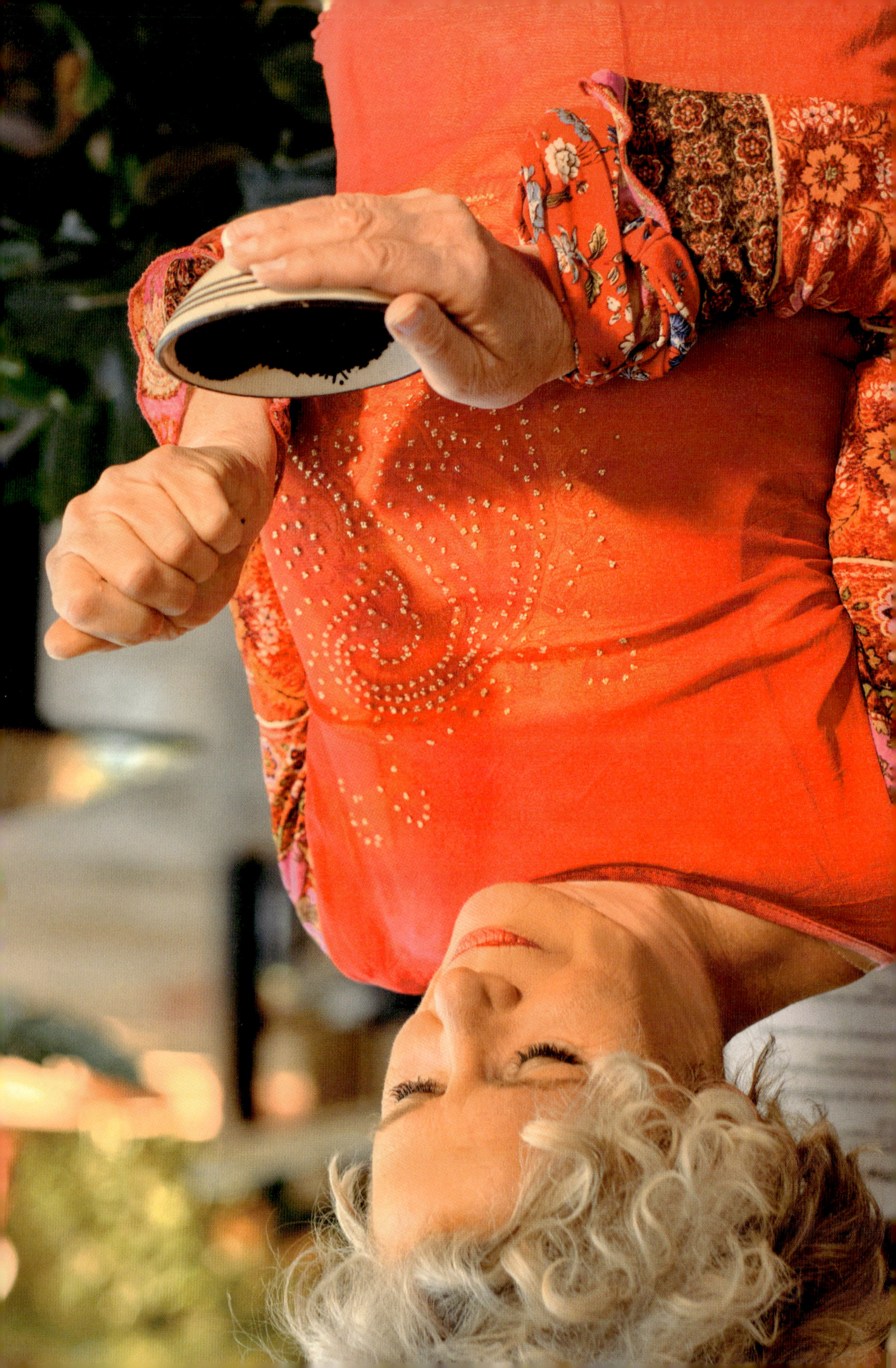

SCHWARZKÜMMEL

Das berühmte Heilmittel des Propheten

Meine Begegnung mit der im Orient sehr populären Pflanze liegt schon ein paar Jahre zurück. Eines Morgens ging ich durch mein Safranfeld und plötzlich fielen mir hübsche hellblaue Blüten ins Auge. Weil gerade ein alter Schäfer mit seiner Herde vorbeizog, nutzte ich die Gelegenheit, mich vor Ort zu informieren. Als ich dem Mann die zarte Pflanze zeigte, huschte ein Lächeln über sein Gesicht und ich sah an seiner Reaktion, dass es etwas ganz Besonderes sein musste. Er verriet mir: Schwarzkümmel sei die Heilpflanze des Propheten, der in einem seiner heiligen Bücher den berühmten Satz geschrieben habe: »Schwarzkümmel heilt jede Krankheit, außer den Tod.«

Die Berberfrauen Zahra und Latifa gaben mir später Tipps für die Anwendung. Genutzt werden die Samenkörner. Die Berber geben einen Esslöffel der schwarzen Samen auf ein Stofftuch, binden einen Beutel und tragen diesen immer bei sich. Bei Bedarf wird das Beutelchen auf der Handinnenseite gerieben, um die ätherischen Öle zu lösen, und dann an die Nase gehalten und kräftig inhaliert. Das hilft bei Hitzebeschwerden, Schwäche, Müdigkeit und allen Atemproblemen. Ein traditioneller Fitmacher für unterwegs! Seit Jahren auch in meiner Handtasche zu finden …

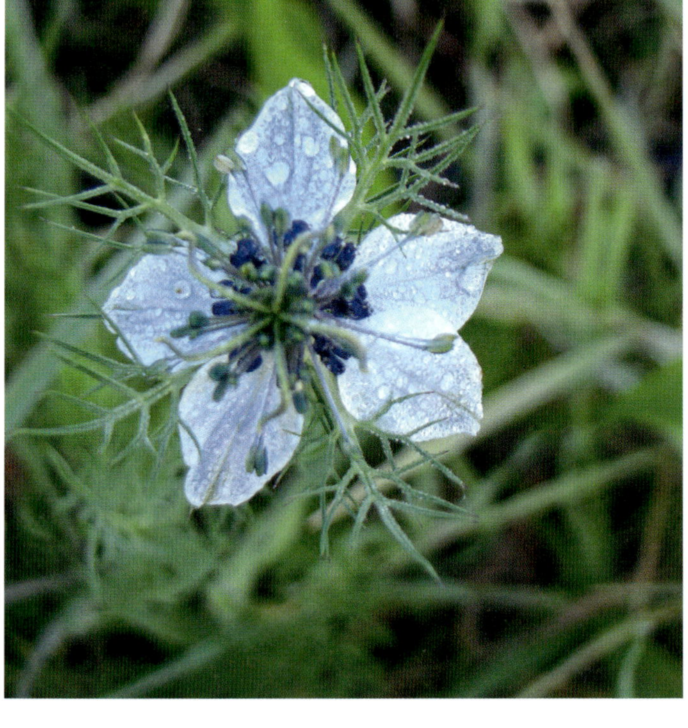

GESCHICHTE UND EIN BISSCHEN DRUM HERUM

Erinnern Sie sich an den aromatischen Geschmack der kleinen dreikantigen Samen auf einem Fladenbrot? Das Bild ist wohl jedem vertraut. Schwarzkümmel, er hat übrigens mit Kümmel und Kreuzkümmel nichts zu tun, ist der Samen einer kleinen, krautigen Pflanze mit hübschen Blüten. Vermutlich hat er seinen Ursprung in der Türkei und zog von dort aus um die Welt. Nofretete salbte sich damit und dem legendären Pharao Tutanchamun legte man bereits vor über 3000 Jahren ein Fläschchen Schwarzkümmelöl in den Sarkophag für ein gutes Leben nach dem Tod.

Mit der Würdigung durch den Propheten war Schwarzkümmel im Orient der »Immunsystemstabilisator« schlechthin. In Europa gehörte er seit dem Mittelalter zur Volksmedizin und wurde in vielen Bauerngärten angebaut. Irgendwann war Schluss damit. Schwarzkümmel war nicht mehr modern. Im Orient hat er allerdings nie an Attraktivität verloren und sich bis heute als erstklassiger Begleiter durch den Tag erwiesen.

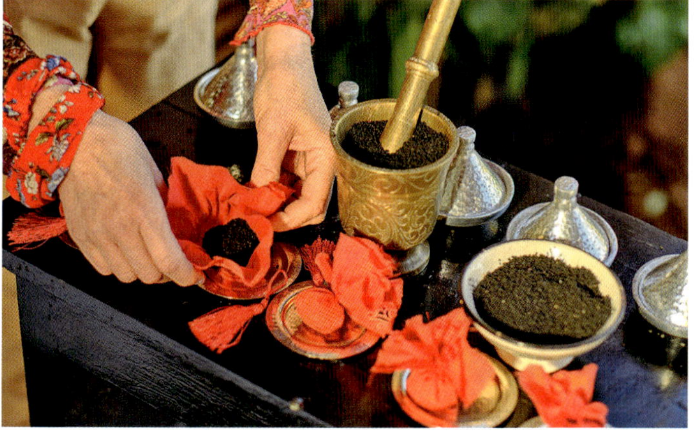

SO WIRKT SCHWARZKÜMMEL

Ende des vergangenen Jahrhunderts wurde Schwarzkümmel ein echter Shootingstar. Heute ist er aus den Praxen der Mediziner nicht mehr wegzudenken. Es gibt kaum eine Beschwerde, bei der Schwarzkümmel nicht eingesetzt wird. Das liegt an den über hundert Einzelsubstanzen. Die weltweiten Studien sind entsprechend beeindruckend: Schwarzkümmel stärkt das Immunsystem, senkt den Blutzuckerspiegel und soll sogar die Tumorbildung hemmen. Zudem ist er entzündungshemmend und hilfreich bei Rheuma und Gelenksteife. Aktuelle Forschungsergebnisse versprechen Linderung bei Asthma und einen wirksamen Einsatz bei Pollenallergikern, Heuschnupfen verschwindet. Gerade in der Winterzeit schützen die schwarzen Samen verblüffend gut vor Infekten. Schwarzkümmel sollte deshalb in keinem Haushalt fehlen, weder im Küchenregal noch im Medizinschrank. Da er sehr wohlschmeckend ist, fällt das leicht. Übrigens hat er auch eine harmonisierende Wirkung und hilft bei Ängsten und Depressionen.

Wissenswert

Als »Vitalitätsdroge« ist Schwarzkümmel besonders bei den betagten Berbern sehr beliebt. Sie knabbern die Samen zwischendurch und nutzen auch das Öl täglich: entweder im leckeren Essen oder äußerlich angewendet traditionell gegen Haarausfall und Altersflecken. Allerdings entfaltet sich der gesunde Effekt der Pflanze erst nach einigen Wochen. Wer vom Schwarzkümmel profitieren möchte, muss ihn langfristig nutzen. Im Orient lebt man seit Generationen damit, in Europa lohnt es sich, jetzt damit anzufangen und Schwarzkümmel einen festen Platz zu geben.

Mein Tipp

Wer Schwarzkümmelöl genießen möchte, sollte es nicht auf nüchternen Magen nehmen, sondern eine Kleinigkeit dazu essen.

Dies und das

Schwarzkümmel ist auch für Vierbeiner gut! Zecken und Parasiten bleiben fern, wenn man den Tieren etwas Öl auf die Haut gibt. Es wirkt bei Hunden, Katzen und Pferden, sowie bei Kamelen und Eseln. Bei den Berbern ist Schwarzkümmelöl ein fester Bestandteil der Tierpflege. Ins Essen gegeben reguliert Schwarzkümmel die Verdauung und die Tiere bleiben leistungsstark und trotzen der Hitze. Ein Tipp für alle Haustiere, die unter Allergien leiden: regelmäßig Tropfen ins Essen geben.

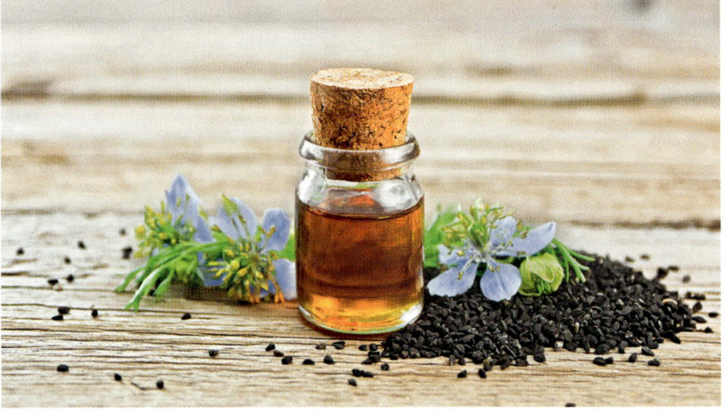

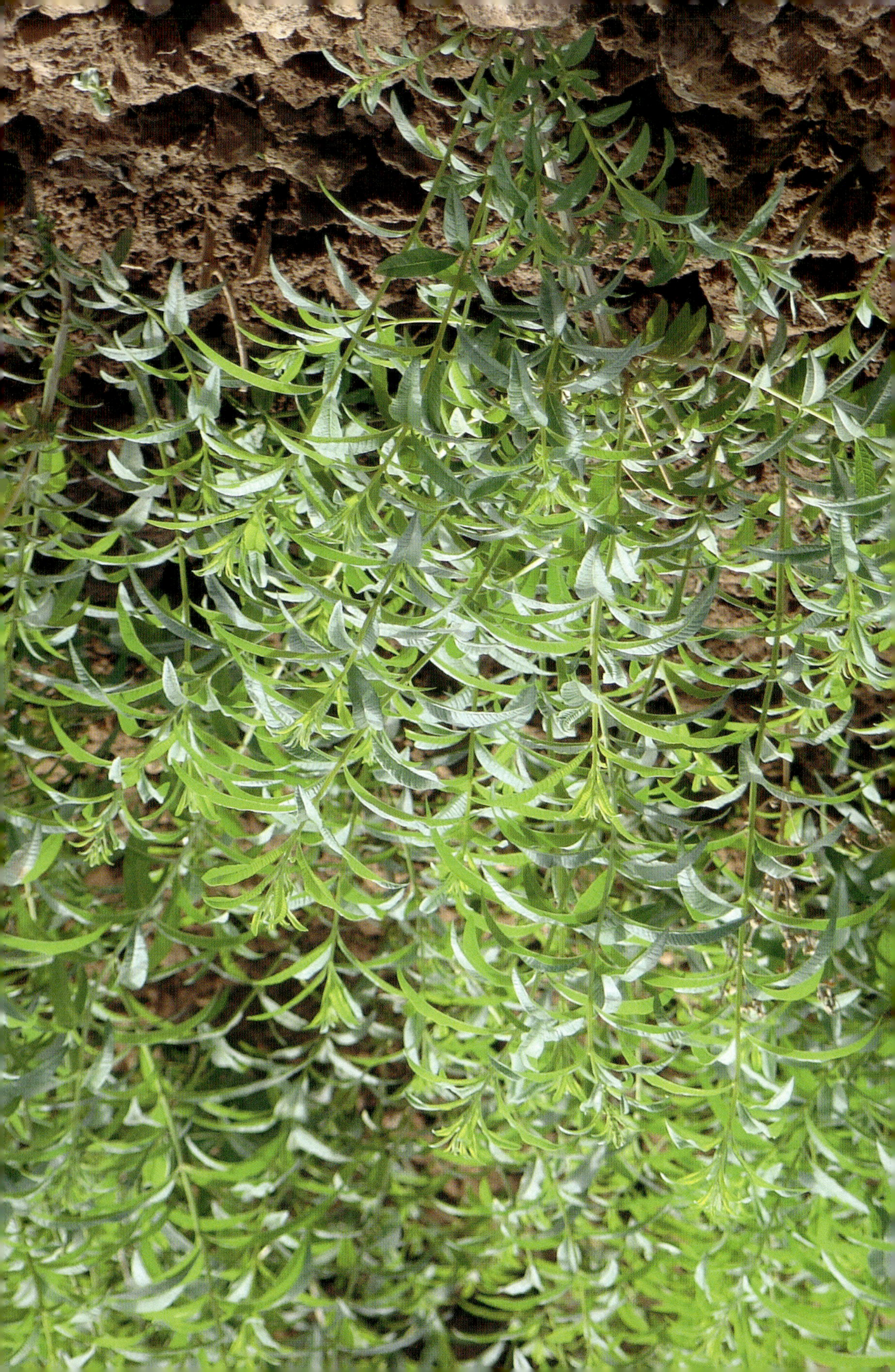

EISENKRAUT

Das magische Gewächs, das immer aktuell ist

Termine und Telefon, an der Eingangstür klingelt es, die Hunde bellen und Küchenchefin Latifa möchte ein neues Rezept für das Mittagsmenü besprechen, denn wir erwarten heute eine Touristengruppe aus Schweden. Da muss jeder Handgriff sitzen und ausgerechnet dann fällt die Wasserpumpe aus. Na bravo, denke ich und ziehe mich schnell ein paar Minuten zurück, um Ruhe zu sammeln und Gedanken zu sortieren. Ja, Stress gibt es auch im sonnigen Orient und ich kenne die Momente gut, in denen mir der Kopf schwirrt, zumal im Hochsommer die Temperaturen auf bis zu 50 Grad ansteigen und man sich schnell erschöpft fühlt.

Doch in meinem Kräutergarten wächst gegen alles ein Kraut und in diesem Fall ist es das buschige, bis zu 80 Zentimeter hoch werdende Eisenkraut. Es wirkt leicht beruhigend, was ich in speziellen Momenten brauche, aber nicht ermüdend. Eine tolle Kombination. Am liebsten nutze ich das Eisenkraut als Tee. Ein bisschen Zitrone dazu und fertig ist meine Anti-Stress-Rezeptur. Unbedingt zu empfehlen.

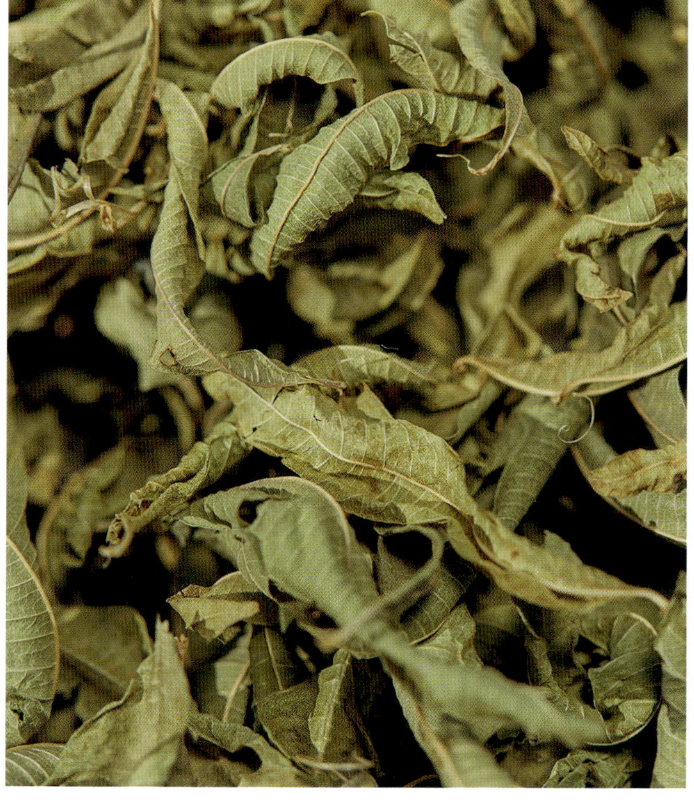

GESCHICHTE UND EIN BISSCHEN DRUM HERUM

Die Heimat des Eisenkrautes ist Nordafrika und das Mittelmeergebiet, später wurde es auch in Asien beliebt. Um das Eisenkraut ranken sich reichlich Mythen. Schon die Griechen und Römer glaubten an die magische Wirkung, sprachen dem Eisenkraut Glück bringende Kräfte zu. So trugen beispielsweise römische Soldaten immer ein kleines Sträußchen bei sich, wenn sie in eine Schlacht zogen. Es wurde auch speziell zur Behandlung von Kampfwunden verwendet, was

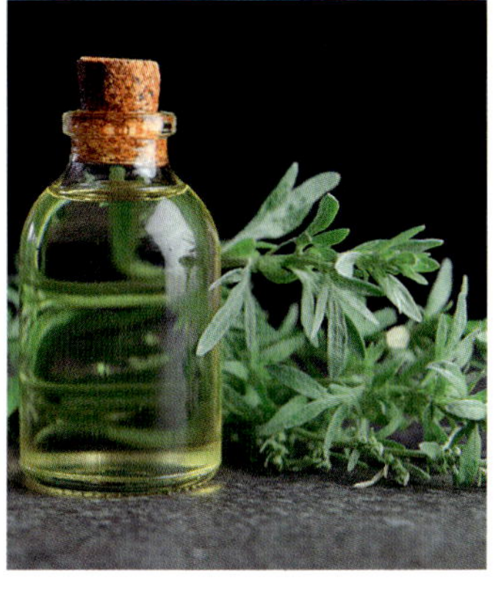

der Heilpflanze wahrscheinlich den Namen Eisenkraut einbrachte. Später galt die Pflanze beispielsweise als eine Schutz- und Zauberpflanze der Kreuzritter.

Im Mittelalter hat man mit Eisenkraut Hexen und andere Wesen abgewehrt. Es sollte ebenfalls gegen Vampire schützen, was man in den aktuellen Filmen auch verbreitet. Angeblich rühren sich ältere Menschen in den abgelegenen Tälern Marokkos heute noch Eisenkraut in den Tee, um gegen böse Wesen geschützt zu sein. Zudem versprechen sich die Menschen von Räucherritualen mit Eisenkraut positive Effekte auf ihr Leben. Das Kraut soll sie stark und erfolgreich machen.

SO WIRKT EISENKRAUT

In der Naturmedizin ist Eisenkraut in Europa etwas in Vergessenheit geraten, in Nordafrika ist die Pflanze allerdings topaktuell. Eisenkraut wirkt nachweislich entzündungshemmend und ist beliebt bei der Behandlung von Wunden, aber auch von Atemwegserkrankungen, besonders bei einer Nasennebenhöhlenentzündung. Schnupfensymptome verschwinden schnell. Auch Asthmapatienten können sich mit Eisenkraut Linderung verschaffen.

Eisenkraut stimuliert die Verdauung und wird deshalb gern bei Magenbeschwerden, Durchfall und Appetitlosigkeit genutzt. Zusätzlich gilt die Pflanze als immunstärkend mit beruhigender, aber auch antidepressiver Wirkung, was sie bei allen Behandlungen interessant macht. Als Aufbaupflanze ist sie bei geschwächten Menschen beliebt, die sich Stärkung und Energie erhoffen. Bei jüngeren wird sie zur Stressreduktion genutzt.

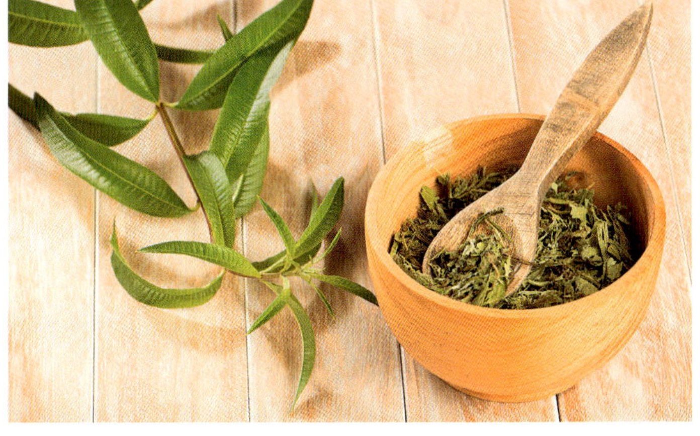

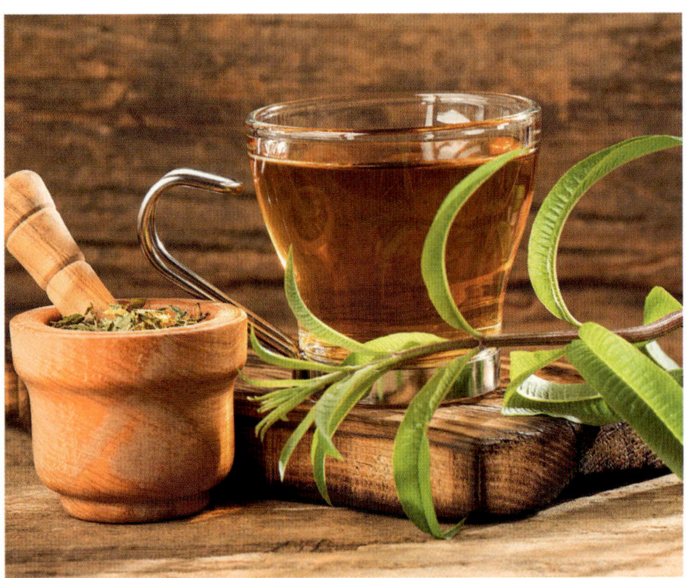

Wissenswert

Nicht nur in vielen alltäglichen Speisen und Getränken, auch über Hauseingängen war die Pflanze zur Vertreibung böser Geister zu finden. Dieser Brauch hat sich bis heute gehalten. Auch vor Hauseingängen wächst häufig Eisenkraut und bei Neubezügen wird mit einem Räucherritual die Wohnung gereinigt. Traditionell wird mit Eisenkraut gern geräuchert, um im Raum eine angenehme Atmosphäre zu schaffen.

Mein Tipp

Eisenkraut als Glücksbringer eignet sich hervorragend als dekorative Zugabe zu Geschenken. Da es schnell welkt, sollte man eine Topfpflanze nehmen.

Dies und das

Im Orient gilt das Kraut als Symbol für diplomatisches Geschick. Mit einem kleinen Beutelchen voll Eisenkraut, das man möglichst nah am Körper trägt, bewirkt man, ausgleichend und sachlich auftreten zu können. Man schafft es, Gegner versöhnlich zu stimmen und Kompromisse zu erreichen. Besonders bei Kaufverhandlungen und Familienfeiern ist dieser Brauch beliebt.

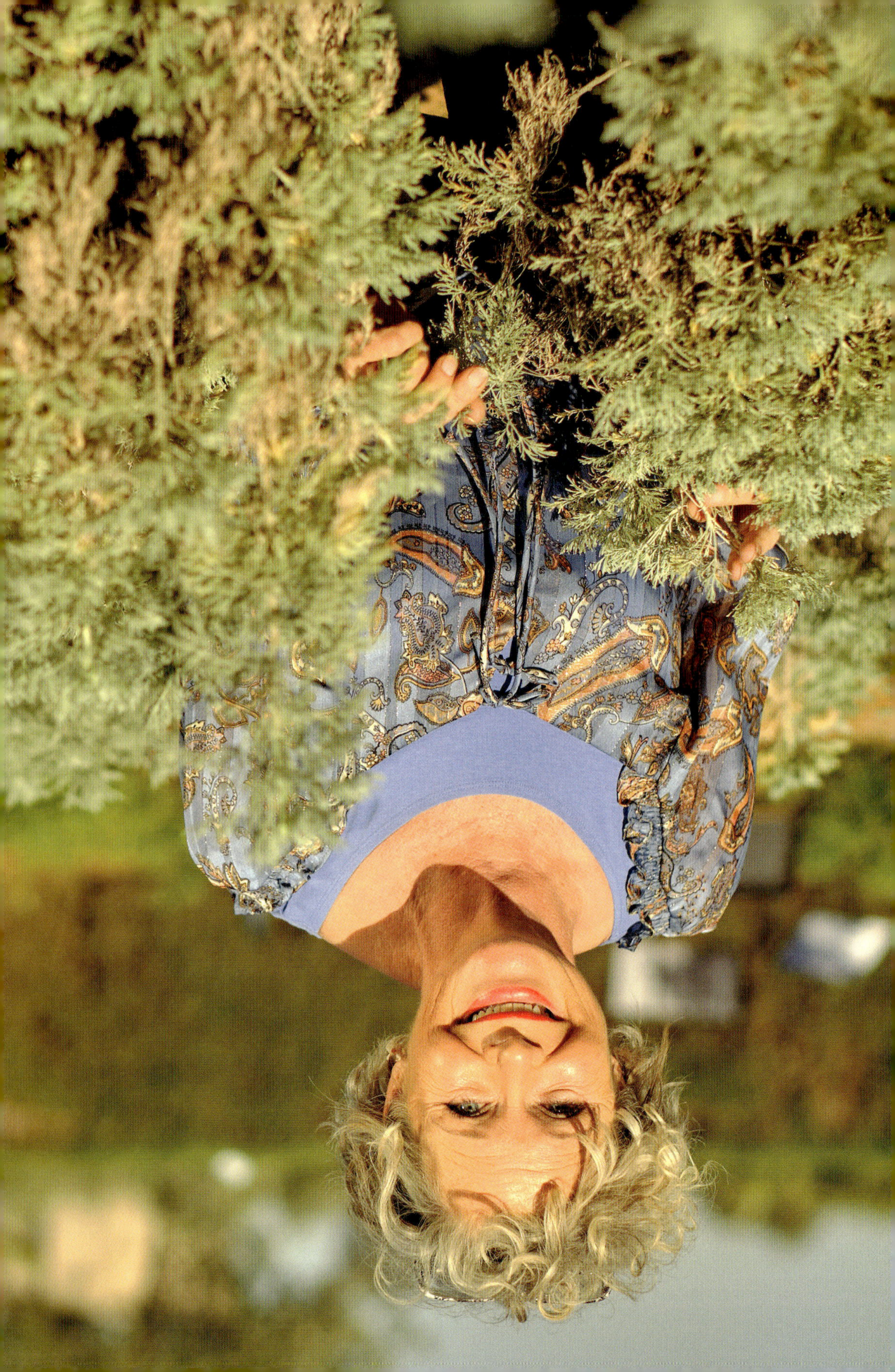

WERMUT

Das bittere Wunderkraut für unser Verdauungssystem

Da ich gebürtige Schweizerin bin, ist mir der berühmte Kräuterpfarrer Johann Künzle von Kindheit an vertraut. Der Naturheiler machte Wermuttee während der tödlichen Spanischen Grippe vor mehr als 100 Jahren populär. Er verdonnerte jedes Mitglied seiner Gemeinde dazu, täglich Wermuttee zu trinken. Das Ergebnis war spektakulär: Obwohl mehr als 25 000 Schweizer starben, gab es in seiner Gemeinde kein einziges Opfer der gefährlichen Krankheit. Deshalb war der Grippetee bei meinen Eltern ein winterliches Muss.

Als ich dann in Marokko beim Bürgermeister meiner Gemeinde eingeladen war und er mir im kühlen Winter einen wohligen Tee mit Wermut und Honig servierte, musste ich schmunzeln: Heilkräuter kennen keine Grenzen!

Doch ich trinke nicht nur gern meinen »Familientee«, ich nutze Wermut auch für meine Tiere. Wir geben Wermutzweige ins Trinkwasser und reiben die Sitzstangen unserer Hühner mit dem Kraut ab. Das vertreibt Milben und sonstige Parasiten. Wermut ist eben ein Alleskönner.

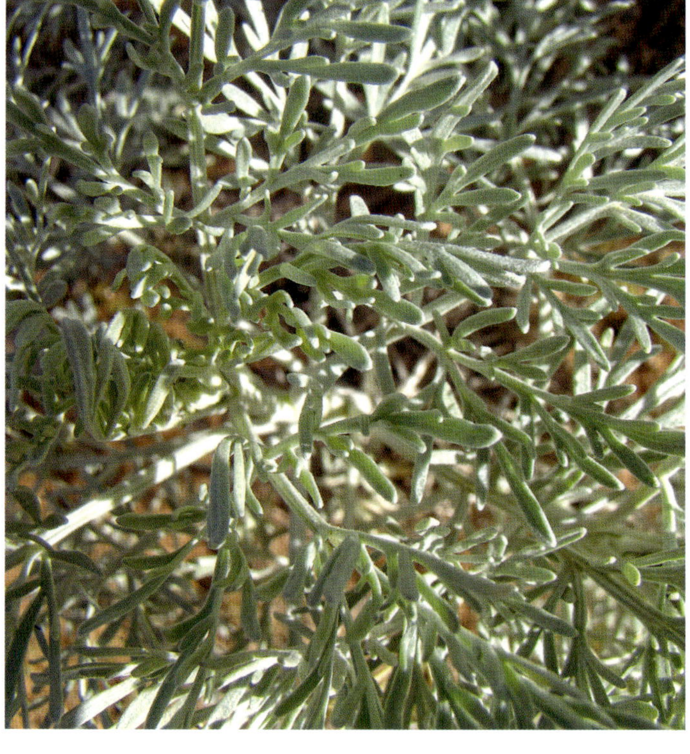

GESCHICHTE UND EIN BISSCHEN DRUM HERUM

Das Wermutkraut kommt aus der Mittelmeerregion und ist seit der Antike eine beliebte Heilpflanze. Sie hat einen würzig-herben Duft und einen extrem bitteren Geschmack und wurde speziell zur Appetitanregung sowie zur Unterstützung der Verdauung verwendet. Im Mittelalter setzte man Wermut darüber hinaus bei Entzündungen und Erschöpfungszuständen ein. Hildegard von Bingen lobte vor allem die äußerlichen Anwendungen bei Desinfektionen.

Da Wermut menstruations- und wehenfördernd wirkt, war

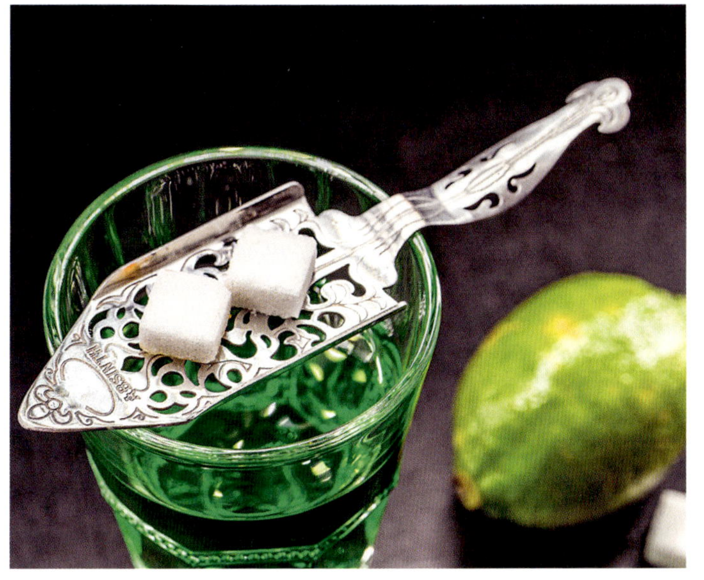

Wie wird Wermut am besten verwendet?

Wermut ist eine unkompliziert wachsende mittelhohe Pflanze und durch seinen silbrigen Glanz sehr dekorativ. Mit dem passenden Frostschutz ist Wermut in jedem Garten gut zu halten und eine wirkliche Bereicherung für alle, die eine eigene Kräuterapotheke anstreben. Zur Zubereitung von Tee oder als Gewürz kann man im Juli die jungen Blätter abschneiden und frisch oder getrocknet verwenden.

er auch unter dem Beinamen »Wiegenkraut« bekannt. Daneben wurde Wermut zur Abwehr von Mäusefraß an Büchern in Schreibtinte verwendet und gegen Motten in Kleiderschränke gehängt. Er galt außerdem als wirksames Abwehrmittel gegen Hexerei und dämonische Einflüsse und wurde bei verschiedenen Ritualen gegen Schlaflosigkeit eingesetzt. Neue Studien bestätigen eine unterstützende Wirkung bei Malaria.

SO WIRKT WERMUT

Wermutkraut enthält unter anderem viele gesunde Bitterstoffe. Neben dem Enziankraut gehört Wermut zu den bittersten Heilpflanzen überhaupt. Und die Bitterkeit macht es aus. Kaum auf der Zunge, lösen verschiedene Nerven sofort eine vermehrte Speichelproduktion aus. Aber auch die Produktion sämtlicher Verdauungssäfte steigt, speziell des Gallensaftes. Damit bringt Wermut die Verdauung in Schwung. Krämpfe, Völlegefühl und Blähungen verschwinden, das Wohlbefinden steigt.
In den Wintermonaten wird Wermut häufig als Grippetee genutzt. Er bringt appetitlose, geschwächte Kranke wieder auf die Beine. Insgesamt entfaltet er seine heilende Wirkung am besten in Form von Tees und Tinkturen. Aber Achtung: Wermut enthält das Nervengift Thujon und sollte daher vorsichtig verwendet werden.

Wissenswert

Wermut ist die Grundlage der Spirituose Absinth, die im späten 19. Jahrhundert zur Modedroge der französischen Künstlerszene wurde. Aufgrund des hohen Thujongehalts des Wermuts und eines extrem hohen Alkoholgehalts wurde Absinth im frühen 20. Jahrhundert als zerstörerische Droge verboten. Der heute wieder populäre Wermut basiert zwar auf der alten Rezeptur, hat aber nur noch einen geringen Alkoholgehalt. Wegen seiner appetitanregenden Bitterstoffe wird er vorwiegend als Aperitif oder in Cocktails getrunken.

Mein Tipp

Duftsäckchen mit Wermutkraut halten im Sommer lästige Mücken fern.

Dies und das

Wenn wir sagen: »Der einzige Wermutstropfen ist ...«, dann beschreiben wir damit das einzig Negative an etwas sonst Schönem oder Positivem. Die Redewendung rührt wohl von dem bitteren Geschmack des Wermuts her. Er trübt den Augenblick und gibt ihm einen bitteren Beigeschmack.

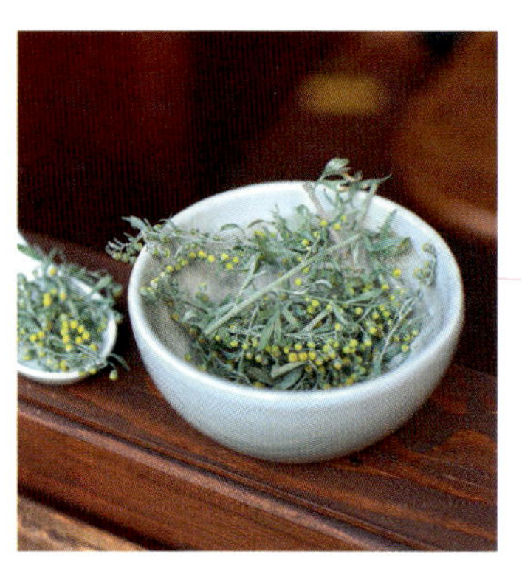

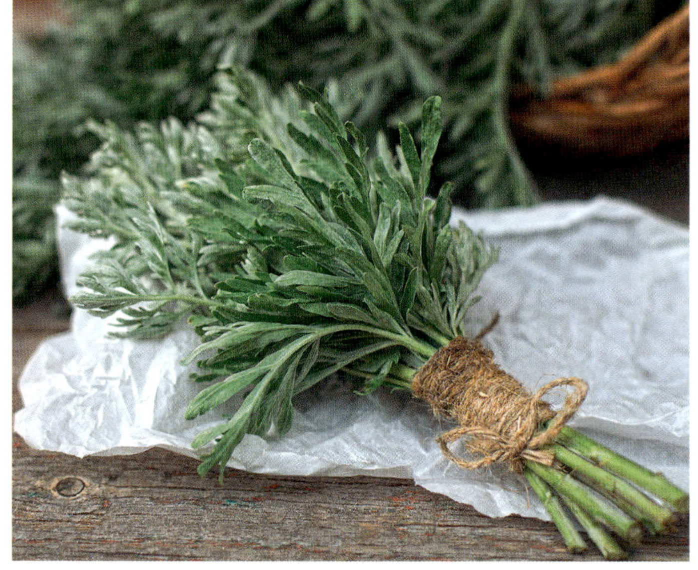

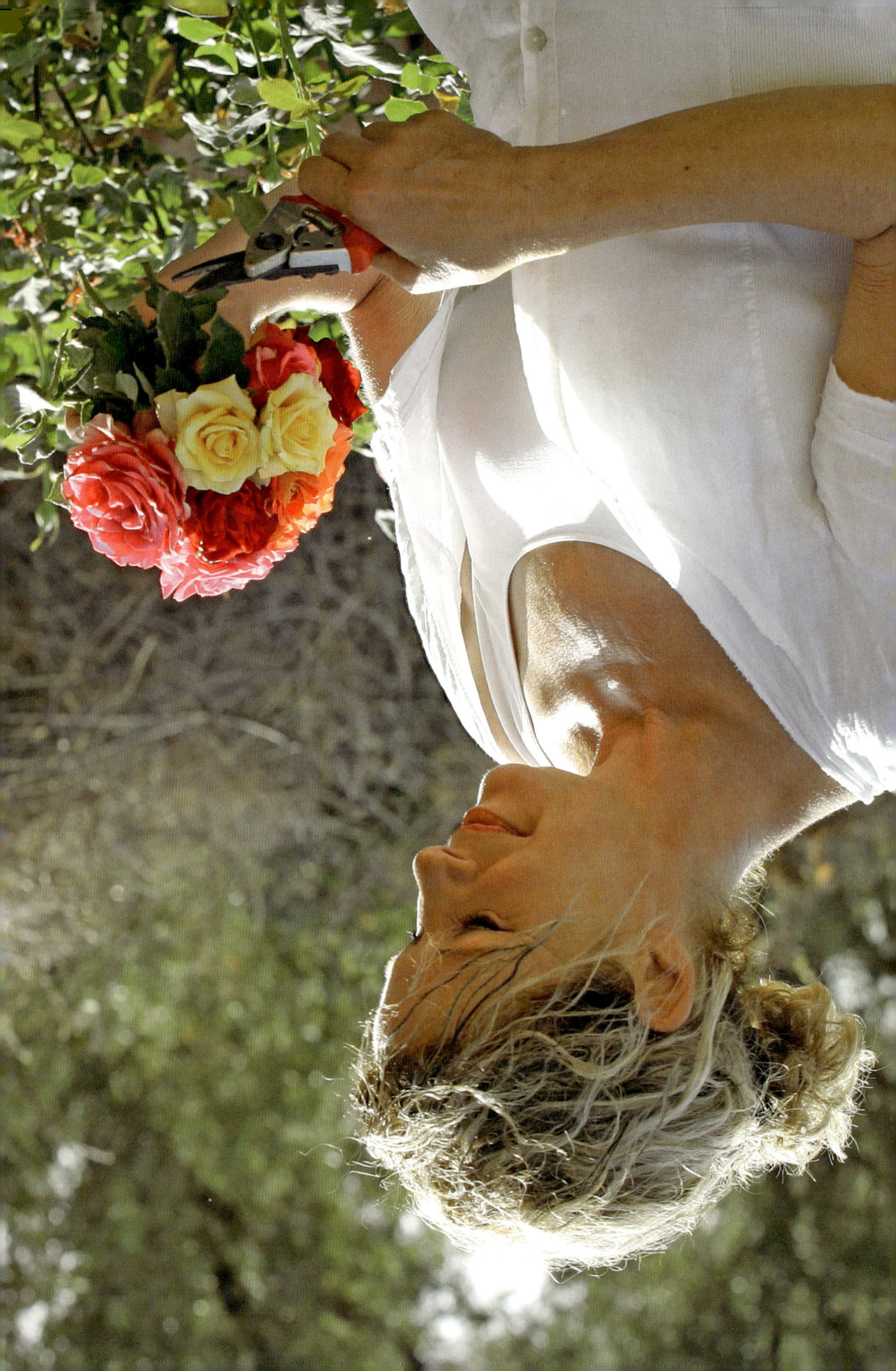

ROSE

Die Königin der Blumen kann viel mehr als wunderbar riechen

Ich liebe Rosen! Obwohl ich schon so lange hier lebe, ist es für mich immer noch Luxus, ihren betörenden Duft zu genießen. Er öffnet das Herz. Ein Spaziergang durch meine Rosengärten ist wie eine zauberhafte und sinnliche Reise, die die Seele streichelt. Zig verschiedene Rosensorten blühen in meinem Anwesen und geben einen Überblick über die Rosenpracht Nordafrikas. Die unangefochtene Königin der Blumen ist hier allgegenwärtig, wird als Rosenblütenwasser für Süßspeisen, als erfrischende Lotion, als Tee und als kostbares Öl genutzt.

Die Rose ist in Marokko auch ein wertvolles Exportgut. Die Parfümindustrie arbeitet großenteils mit Duftrosen aus Marokko und das ist ungeheuer aufwendig. Für einen einzigen Tropfen ätherisches Öl werden rund 30 Blüten benötigt. Umgerechnet auf einen Liter Rosenöl bedeutet das sagenhafte vier Tonnen Blüten, was einem Hektar Anbaufläche entspricht. Ein Milliliter Bio-Rosenöl kostet circa 60 Euro, das macht deutlich, wie besonders es ist.

Damit meine Liebe nicht so ins Geld geht, nutze ich am liebsten die Blüten direkt. Ich verfeinere Getränke, vom einfachen Wasser bis zum edlen Sekt, immer mit zwei, drei frischen Rosenblütenblättern, die ich in Streifen schneide und dazugebe. Zum einen sieht es edel aus und zum anderen riecht und schmeckt es ganz außergewöhnlich.

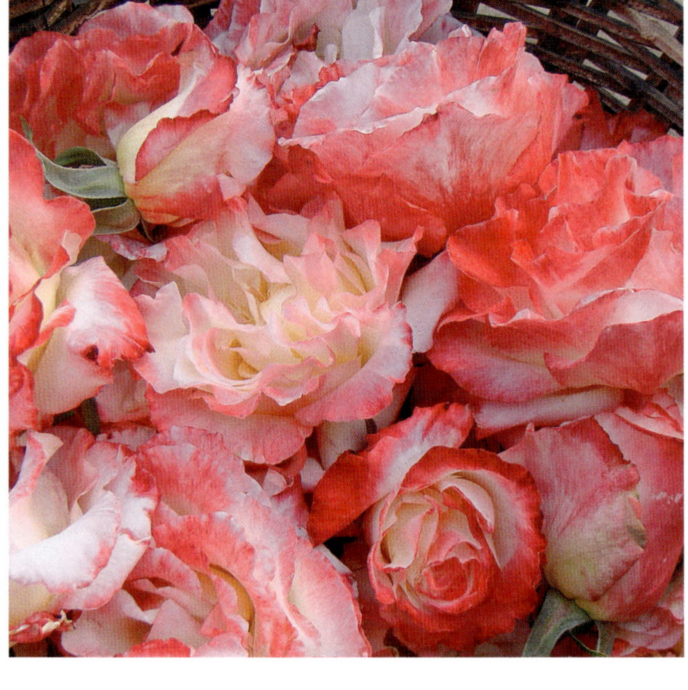

GESCHICHTE UND EIN BISSCHEN DRUM HERUM

Die ersten Rosengärten gab es in China – vor 5000 Jahren. Allerdings hat man damals die Früchte, die Hagebutten, verwendet. Sie wurden gekocht und als Brei gegessen. Erst später entdeckte man die umfangreiche Heilkraft und den Zauber von Blüten und Duft. In der Antike waren Rosen bereits vielfältig begehrt. In den Wintermonaten hat man damit die dunkle Stimmung aufgehellt, aber auch Liebeskummer und

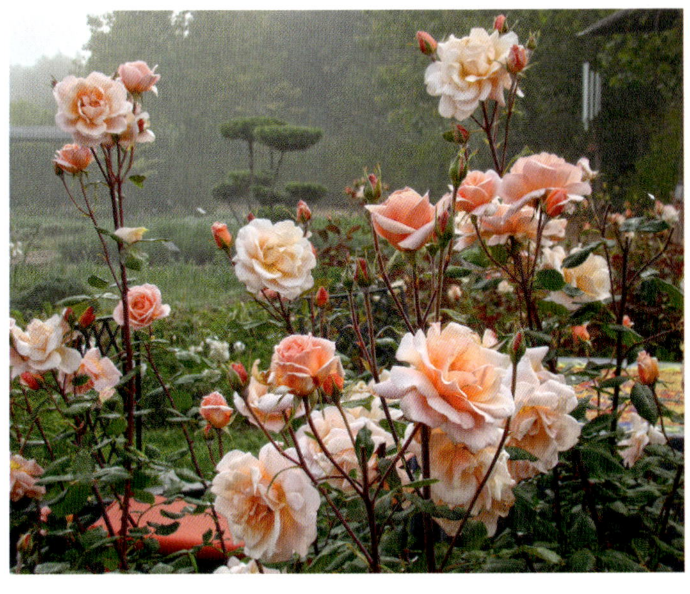

Ängste bekämpft. Öl und Wasser wurden inhaliert und auf die Haut aufgetragen. Aber Rosenblätter wurden auch dem Wein zugegeben, um fröhlich zu sein. Die griechische Dichterin Sappho bezeichnete bereits 600 v. Chr. die Rose als die »Königin der Blumen«, ein Begriff, der nach wie vor aktuell ist. In der griechischen Götterwelt wurde die Rose der Göttin Aphrodite geweiht. Seitdem steht sie symbolisch für Liebe und Schönheit.

Im 16. und 17. Jahrhundert brachten Seefahrer Rosen aus dem Fernen Osten nach Europa und umgekehrt. Einheimische Wildrosen wurden mit persischen, nordafrikanischen und chinesischen Rosen gekreuzt. Heute gibt es 30 000 Sorten. Die Heilkraft ist weltweit nach wie vor populär.

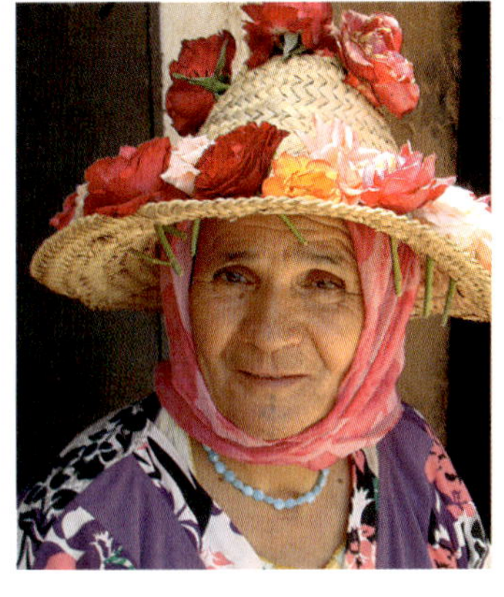

SO WIRKT DIE ROSE

Rosenblütenblätter enthalten ätherisches Öl. Es wirkt entzündungshemmend, zum Beispiel bei Verletzungen und Hautreizungen. Dazu kommt eine abschwellende Wirkung. Aber die eigentliche Heilkraft liegt im blumigen, erhellenden Duft. Rosenwasser zum Einsprühen oder Rosensalben zum Einreiben auf den Schläfen oder der Stirn helfen bei Erschöpfung, Schlaflosigkeit, depressiven Störungen und Konzentrationsmangel.

Doch die Rose kann mehr. Sie ist auch hilfreich bei Verdauungsstörungen, stärkt das Herz und den Kreislauf. Bei nervösen Herzbeschwerden und Ängsten reicht es, einen Tropfen Rosenöl in der Herzgegend zu verreiben oder ein Tuch mit Rosenwasser auf die Brust zu legen und der harmonisierende Effekt setzt rasch ein. Das Einreiben des ganzen Brustkorbes stärkt die Atmung.

Zudem sind das Rosenwasser und das ätherische Öl entzündungshemmend und sehr erfolgreich bei der Behandlung von Entzündungen der Mund- und Rachenschleimhaut sowie Hautverletzungen. Rosenwasser hilft bei Augenleiden. Die Früchte der Rose, die Hagebutten, sind aufgrund des hohen Vitamingehalts wichtig zur Steigerung des Immunsystems und werden bei Blasen- und Nierenentzündungen eingesetzt.

Wissenswert

Jedes Jahr im Mai findet in El-Kelâa M'Gouna, dem großen Rosenanbaugebiet im Süden Marokkos, das berühmte Rosenfest statt. Es gibt farbenprächtige Volkstänze und einen Festumzug. Die Bewohner überschütten sich mit Rosenblättern, bespritzen sich mit Rosenwasser und ziehen singend durch die Straßen. Und natürlich wird die Rosenkönigin gewählt.

Mein Tipp

Nach einer orientalischen Legende wurde die Rose direkt aus dem Paradies auf die Erde gebracht und trägt so noch immer den Himmel in sich. Ihr überwältigender Duft ist eine Himmelsbotschaft, die die Menschen stärkt. Traurige werden fröhlich, Ängstliche mutig. Achten Sie darauf, dass die Rosen nicht gespritzt sind. Ernten Sie die Rosen, kurz bevor sie sich entfalten, am besten frühmorgens, solange die Sonne die Pflanzen noch nicht voll bescheint. Dann ist sie am wertvollsten.

Dies und das

In Marokko gilt die Rose als Zeichen des Willkommens und blüht gern an Hauseingängen. Für die Gewinnung von ätherischen Ölen wird die Damaszenerrose genutzt, eine alte Sorte, die ihren Ursprung in Damaskus hat und in zahlreichen Märchen aus 1001 Nacht beschrieben wird.

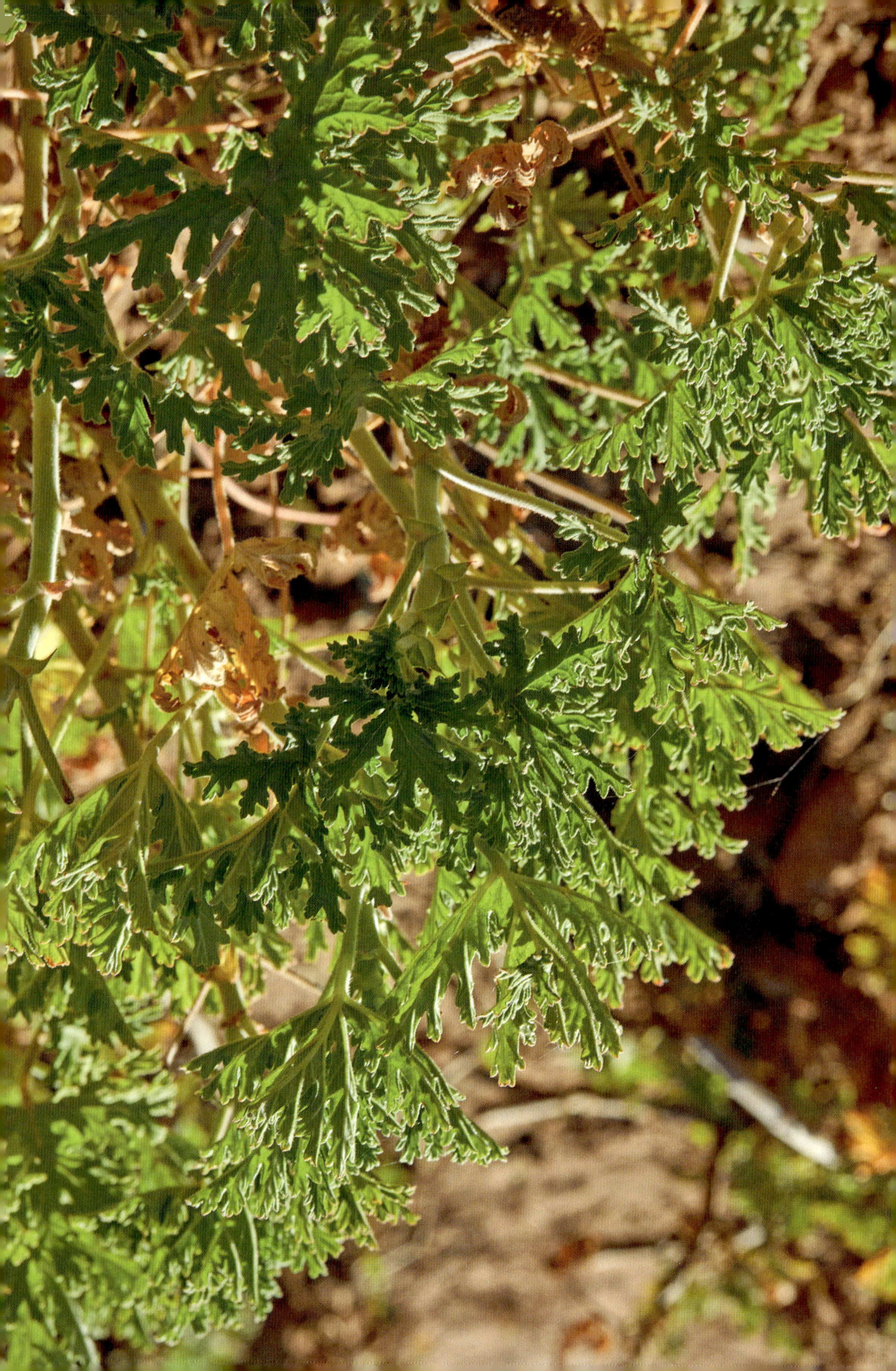

DUFTGERANIE

Eine wunderschöne Alleskönnerin, die uns aufblühen lässt

Ich hatte schon einige Male mit Heilern zu tun und war jedes Mal von ihrer Arbeit begeistert. Eine Begebenheit vor mehr als zehn Jahren ist mir eindrücklich in Erinnerung. So ist »Lalla« Fatma mit einem Duftgeraniensud innerhalb von zwei Tagen gesund geworden.

Die alte Dame litt tagelang an schweren Darmkrämpfen und Durchfall und war schließlich völlig geschwächt. Ihre Tochter Fatimah wandte sich in ihrer Not an mich, da für eine medizinische Behandlung kein Geld da war. Ich reagierte sofort. Ich backte einen Safran-Orangenkuchen, steckte ein paar Datteln ein und machte mich mit Mohammed, einem Heiler aus dem Nachbardorf, auf den Weg. In Lalla Fatmas Zuhause, einem äußerst einfachen Lehmhaus, beobachtete ich dann, wie Mohammed getrocknete Duftgeranienzweige an die Decke band. Nach einem Gespräch und einer Tastuntersuchung holte er aus seinem Körbchen ein Fläschchen mit Duftgeraniensud und verordnete Lalla Fatma mehrmals täglich einen Tee damit. Zusätzlich tröpfelte er die Flüssigkeit auf einen dünnen, über dem Ofen erwärmten Lappen und legte ihn der alten Dame auf den Unterbauch. Zwei Tage später winkte mir Lalla Fatma auf der Straße fröhlich zu, von Tochter Fatimah kam ein Webschal als Dankeschön. Bis dahin hatte ich keine Ahnung, dass man mit Duftgeranien so viel erreichen kann, und bin seither ein überzeugter Fan dieser Pflanze: wegen des Duftes und wegen ihrer Heilkraft.

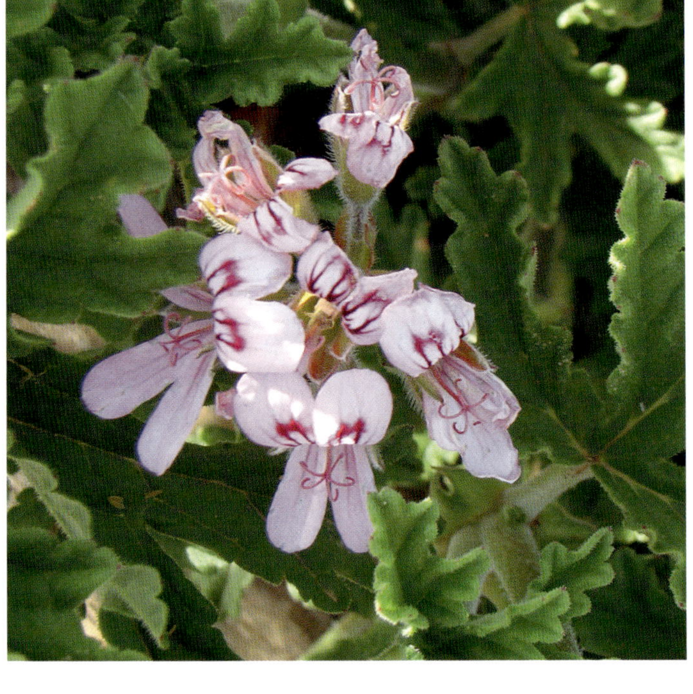

GESCHICHTE UND EIN BISSCHEN DRUM HERUM

Die Duftgeranie stammt aus dem südlichen Afrika und kam im 17. Jahrhundert per Schiff erstmals nach Europa. Da sie bereits beim kleinsten Windhauch intensive Aromen verströmt, hübsch und vielfältig blüht und unkompliziert zu pflegen ist, eroberte sie schnell die Gärten. Erst kümmerten sich nur die Adeligen um ständig neue Sorten mit diversen

Aromen, später erreichte ihr Siegeszug die Bevölkerung und die Pflanze wurde sehr rasch populär.

Doch die Pflanze kann viel mehr als nur schön blühen. Blätter und Blüten der Duftgeranie kann man essen. Sie gibt Gerichten, Süßspeisen und Salaten ein ansprechendes Aussehen und ein raffiniertes Aroma, wahlweise nach Minze, Orange oder Pfirsich. Zudem ist sie erfolgreich in der Schönheitspflege und wird gern in Cremes und Ölen verwendet. In Afrika ist sie eine begehrte Heilpflanze und auch als Insektenschutz beliebt.

SO WIRKT DIE DUFTGERANIE

Während man in Afrika die Pflanze seit Jahrhunderten bei Erkältungen und Atemwegsproblemen nutzt, ist sie in der westlichen Welt als Heilpflanze kaum bekannt. Erst das populäre Arzneimittel »Umckaloabo« hat die Duftgeranie ein wenig aus der Versenkung geholt und auf die antibakterielle und entzündungshemmende Eigenschaft hingewiesen.

Doch in der Duftgeranie steckt mehr und sie wird in Afrika sehr vielseitig eingesetzt. Sie wirkt verlässlich bei der Heilung von

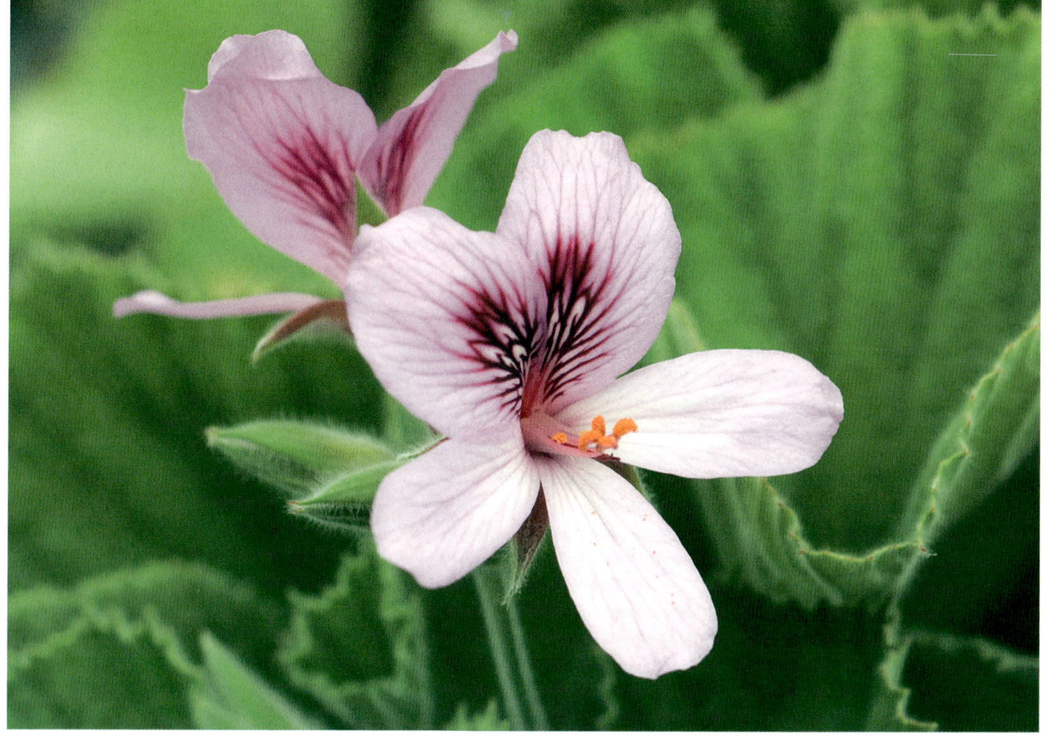

Wunden und Entzündungen. Pflanzenauszüge werden zur Behandlung von Erkrankungen des Magen-Darm-Traktes verwendet, mit Spülungen lindert man Augenentzündungen und Ekzeme. Dazu wird die Pflanze bei depressiven Verstimmungen und nervlicher Erschöpfung eingesetzt. Im Orient steht die Duftgeranie für das Wiedererstarken nach Operationen und Schicksalsschlägen.

Wissenswert

Zzzsst, zzsst – die Zeit der Mückenplage ... Die ätherischen Öle, die wir als angenehm empfinden, kommen bei Insekten allerdings nicht gut an. Duftgeranien sind deshalb ein natürliches Insektenschutzmittel. In vielen afrikanischen Wohnungen stecken Duftgeranienzweige in Töpfen oder liegen im Fenster. Ebenfalls beliebt, besonders in der Nacht am Bett, sind Duftsäckchen mit getrockneten Geranien. Man kann sich auch einfach die Haut mit ein paar Blättern der Duftgeranie abreiben. Das hält die Plagegeister verlässlich fern. Das klappt übrigens auch bei Tieren. Einfach das Fell von Katzen, Hunden oder Pferden in der insektenreichen Zeit mit Duftgeranienblättern einreiben. Die Vierbeiner werden es Ihnen danken!

Mein Tipp

Die Duftgeranie besticht nicht mit feinen Blüten, sondern mit dem Geruch. Die Blüten sind meist klein, zart und etwas unauffällig. Dafür ist der Duft umso beeindruckender. Man muss nur durch das Blatt streichen und schon entfaltet er sich. Noch deutlicher wird das Aroma, wenn man die Blätter zwischen den Fingern reibt. Wer sich einen ansprechenden Raumduft wünscht, stellt zu den Geranienzweigen Rosmarin- oder Salbeizweige dazu. Einfach mal versuchen!

Dies und das

Es gibt nahezu 300 unterschiedliche Arten von Duftgeranien. Am beliebtesten ist der intensive Duft nach Minze, Zitronen, Rosen oder Gewürzen.

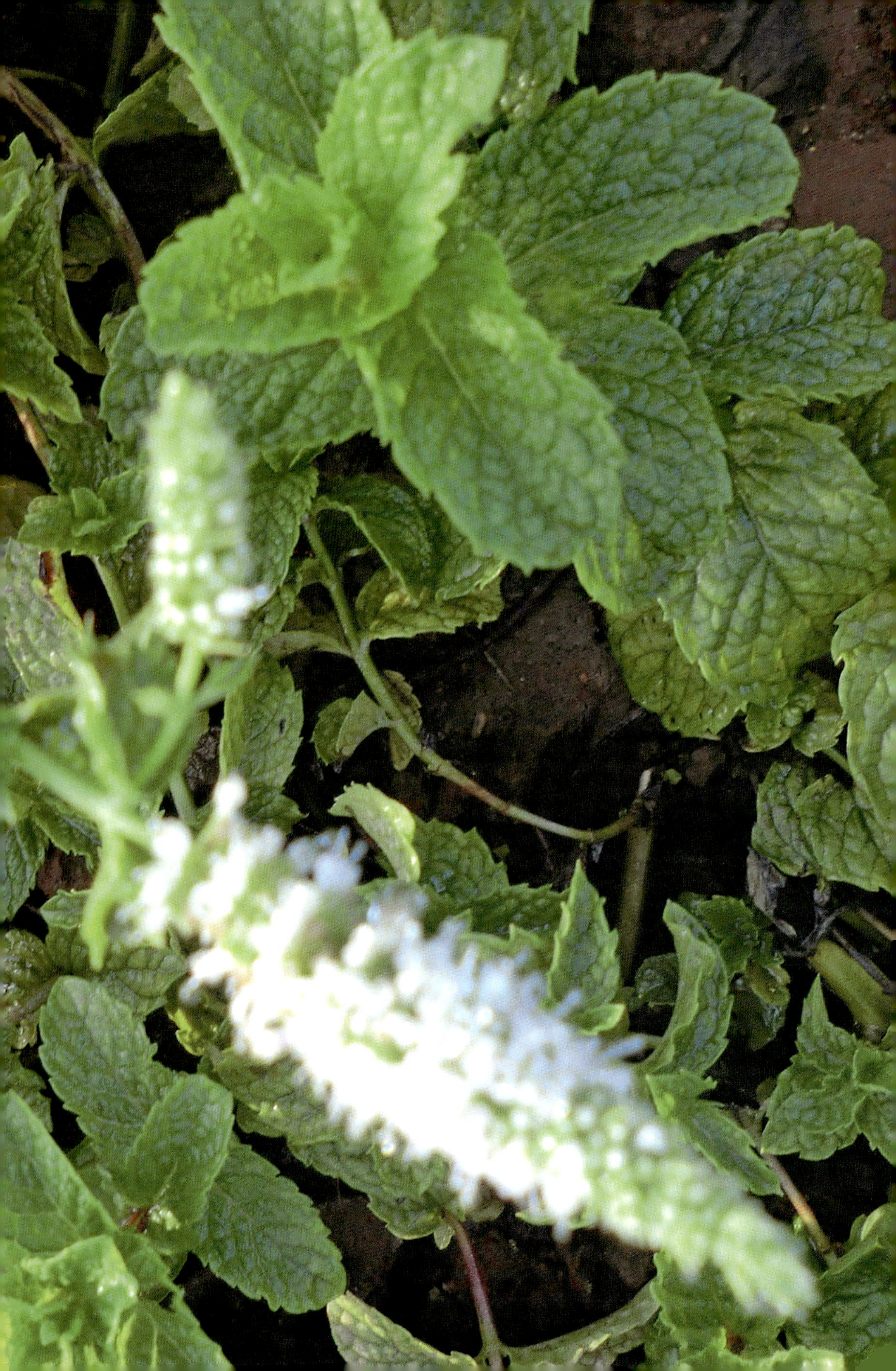

MINZE

Der kühlende Sonnengruß

Das ungewohnte Essen, die Hitze und viele neue Eindrücke, die verarbeitet werden müssen – das bleibt oft nicht folgenlos. Bei meiner ersten Reise durch die Wüste hatte ich mit heftigen Magenschmerzen zu kämpfen. Am ersten Abend im Lager kauerte ich wie ein Häufchen Elend auf dem handgewebten Teppich unter einem aufgespannten Stoffdach und konnte nicht mal die faszinierende Stille richtig genießen. Doch dann servierte mir mein Guide Abdul im Abendlicht einen köstlich duftenden Minztee. Der aromatische Wohlgeruch streichelte meine Nase und mit den ersten Schlucken breitete sich eine wohlige Wärme in mir aus. Es dauerte nicht lange und die Krämpfe verschwanden, ich fühlte mich entspannt und erholt. Die erste Nacht meines Lebens unter dem faszinierend blinkenden Sternendach verbrachte ich selig schlummernd. Ein Genuss!

Viele Jahre sind seitdem vergangen, aber ein Tee aus frischer Pfefferminze ist mein bewährtes Notfall-Set für jede Form von Unwohlsein und ein Push-up-Drink für zwischendurch. Darauf warten muss man in Marokko nicht, denn bei jeder Gelegenheit bekommt man den »Whisky Berbère«, wie die Einheimischen den Tee scherzhaft nennen, als Zeichen der Gastfreundschaft angeboten. Allerdings in der Regel mit sehr viel Zucker. Zu Hause gebe ich verschiedene Kräuter dazu, das macht den Tee viel aromatischer.

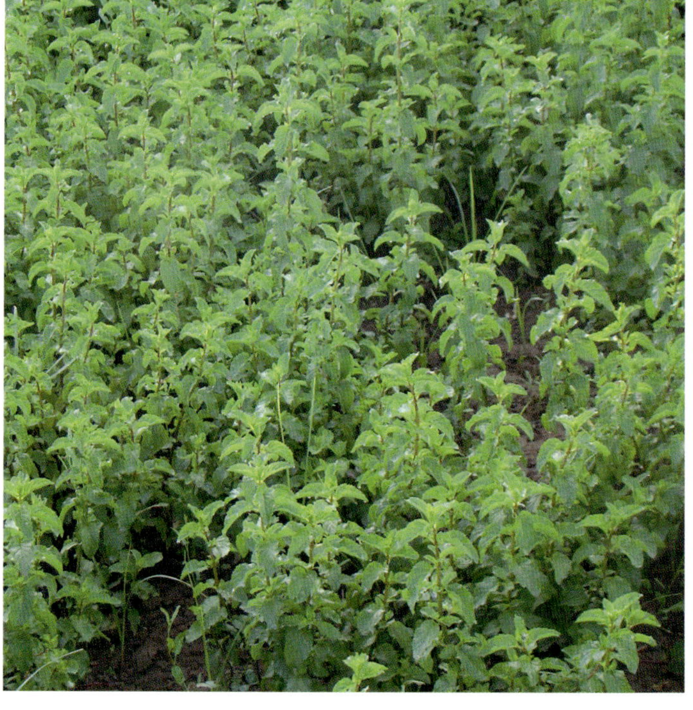

GESCHICHTE UND EIN BISSCHEN DRUM HERUM

Wer Minze hört, denkt sofort an den intensiven und erfrischenden Geschmack. Minzbonbons gehören zum Alltag. Wer die Minze und ihre vielen Arten allerdings als Erstes entdeckt hat, ist unbekannt. Die Pflanzen haben saftig grüne, grob gezähnte Blätter, die aromatisch duften. Schon in der Antike galt Minze als Allroundmittel und wurde bei diversen Beschwerden eingesetzt, als Öl, Tee oder eine mit Honig angerührte Paste.

Die Römer bestreuten bei Festen den Fußboden mit Minze,

um durch den Geruch die Esslust der Gäste anzuregen. Vor Trinkgelagen banden sie sich Kränze aus Minze, um einem Kater vorzubeugen. Übrigens sollte das Ausreißen der Pflanze Unglück bringen. Hildegard von Bingen verordnete sie klein gehackt gegen Geschwüre. Später war sie beliebt bei Koliken und Verdauungsstörungen. Seit jeher wird Minze auch als liebesfördernd angesehen. Sie bringt uns in jeder Hinsicht wieder auf die Beine. Minze ist Riechmittel zur Konzentration und gegen Ohnmachtsanfälle. Der frische, kühle Duft weckt auf und macht fit – besonders gefragt vor Prüfungen und in asiatischen Ländern vor Meditationen. Im Orient verspricht Minze bis heute einen üppigen Geldsegen.

Wissenswert

Minztee hat eine belebende Wirkung. Wer sich beruhigen möchte, sollte lieber getrocknete Blätter in Form eines Kräuterkissens auf das Kopfkissen legen. Minze wirkt intensiv, deshalb sollte man das ätherische Öl immer verdünnt verwenden. Eine zu hohe Konzentration an Menthol kann zu Atemnot führen. Vorsicht deshalb auch bei Asthmatikern! Ebenfalls darf Minzöl nicht in die Augen gelangen.

Mein Tipp

Minze kann sehr gut selbst angebaut werden, wächst üppig in Gärten und auf Balkonen. Sie ist pflegeleicht und durch die verschiedenfarbigen kleinen Blüten im Sommer auch optisch eine Freude. Trocknen kann man die frisch geschnittenen Minzblätter am besten lichtgeschützt an der Luft. Zu kleinen Bündeln zusammengebunden hängt man sie an einer Schnur auf. Riecht gut, sieht schön aus und man hat die Apotheke immer griffbereit!

Dies und das

Ist Minze gleich Pfefferminze? Nein! Es gibt zahlreiche Minzarten. Die Pfefferminze ist eine spezielle Kreuzung und zeichnet sich durch einen hohen Mentholgehalt aus. Genießen Sie, was Ihnen am besten schmeckt.

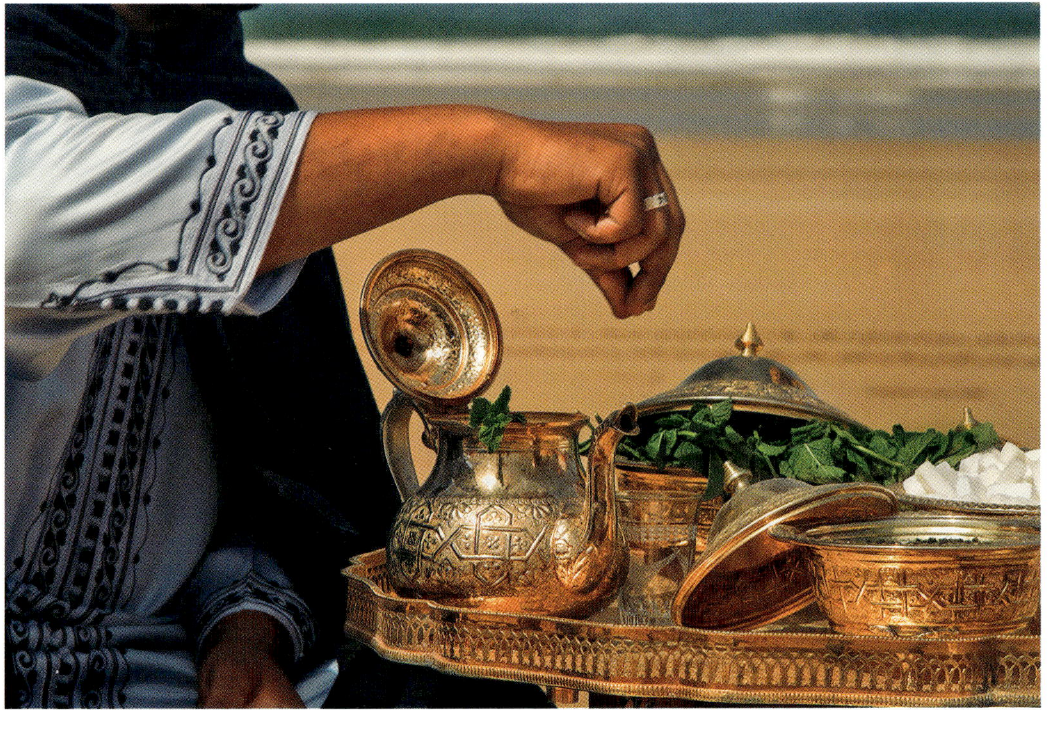

SO WIRKT MINZE

Eine besondere Rolle spielt das Menthol, der Hauptwirkstoff der Pflanze. Dank ihm lässt sich Minze vielfältig einsetzen. Auf der Haut wirkt Minze kühlend und durchblutungsanregend. Bei Kopfschmerzen hilft es, einige Tropfen Minzöl in Schläfen und Stirn zu massieren. Als Tee getrunken wirkt die Pflanze krampflösend, beruhigend und verdauungsanregend. Da sie antimikrobielle Eigenschaften besitzt, ist sie hilfreich bei Gastritis. Vereinfacht gesagt: Bei allen Magen- und Darmbeschwerden ist Minze das geeignete Mittel.

Inhaliert regen Minzedämpfe die Durchblutung der Nase und der Bronchien an und helfen so, die Atemwege zu befreien. Bei Erkältungen jeder Art ist Minze hilfreich.

Minztee gilt als Muntermacher. Wer sich vor Prüfungen oder einem wichtigen Termin fit machen will, kann beruhigt zu einer Tasse Pfefferminztee greifen. Er bringt die Gehirnzellen auf Trab, ohne zu überdrehen.

Am einfachsten wirkt die Pflanze in kaltem oder heißem Wasser. Auch Gerichten gibt sie einen frischen, ganz speziellen Geschmack. Die orientalische Taboulé, ein feiner Salat, ist bekannt dafür.

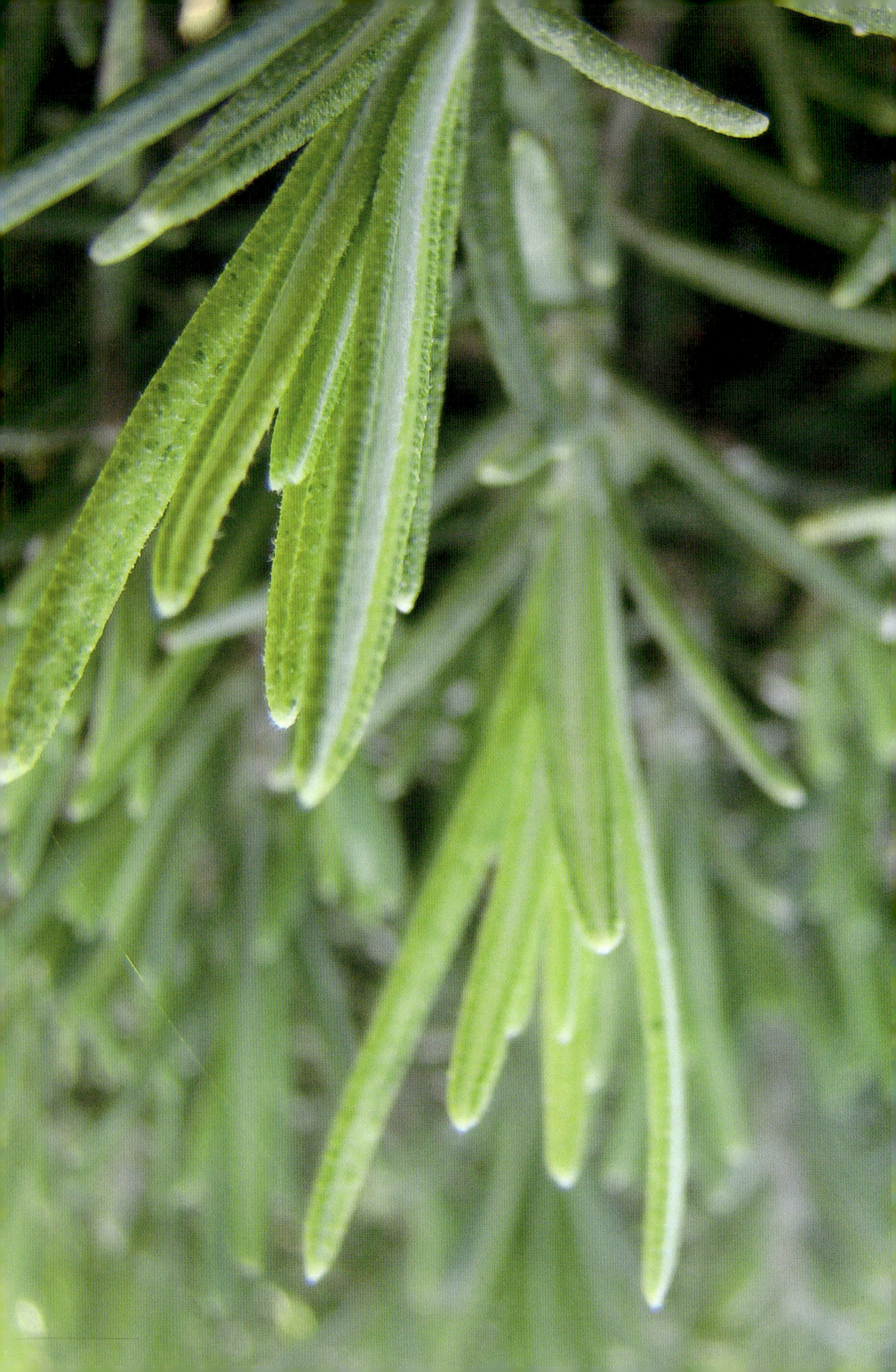

ROSMARIN

Wer ihn liebt, bleibt sich und anderen treu

Meine Rosmarinhecken sind mehr als einen Meter hoch, circa 150 Meter lang und säumen rechts und links den Weg durch meinen Kräutergarten. Wenn ich morgens zu meinen sechs Eseln gehe, um sie zu füttern, umhüllt mich sofort der unvergleichliche Duft dieser wertvollen Heilpflanze. Ich gehe langsam, streiche mit den Händen über die feinen Rosmarinnadeln und atme tief ein. So lade ich meine Batterien auf, mache mich fit für den Tag.

Der wohlriechende Rosmarin gehört im Orient zum Alltag. Das liegt auch daran, dass die Pflanze völlig unkompliziert angebaut werden kann. Die Ernte ist ebenfalls simpel. Man schneidet die Zweige ab und trocknet sie lichtgeschützt an einem warmen Ort. Dazu bindet man die Zweige zu einem Strauß und hängt sie auf. Alternativ lässt man die Zweige bei 50 Grad im Ofen trocknen. Die Ofentür dabei nicht komplett schließen, damit die Feuchtigkeit entweichen kann. Den getrockneten Rosmarin bewahren Sie luftdicht in einem Schraubglas auf. Frischer Rosmarin hält sich, in ein feuchtes Tuch gewickelt, mehrere Tage im Kühlschrank. Ich nutze ihn am liebsten für Tee, mit einer Spur Safran, der mich richtig munter macht.

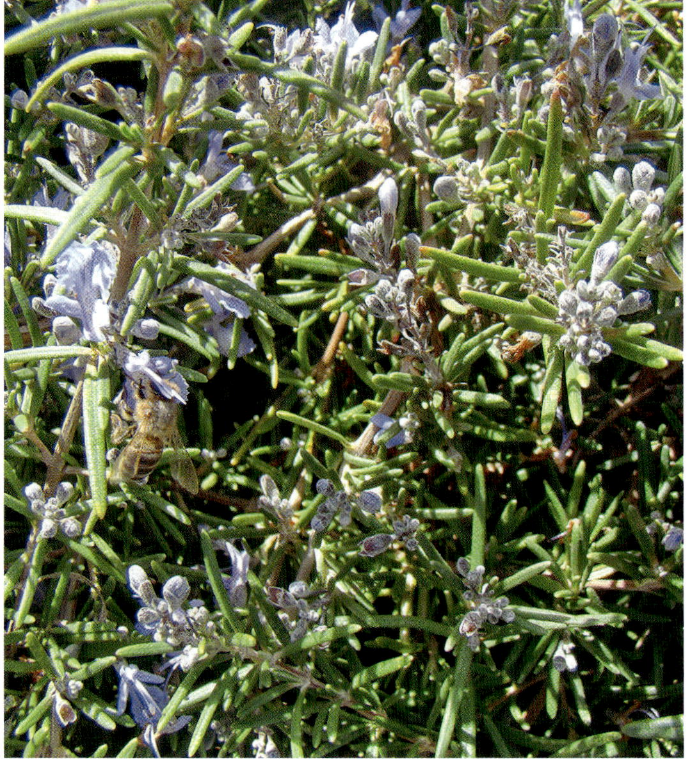

GESCHICHTE UND EIN BISSCHEN DRUM HERUM

Rosmarin riecht nach Mittelmeer. Ob im Kräutertopf, auf dem Markt oder im Essen, man spürt Sonne und sieht tiefblaues Meer. Wenn dann noch seine himmelblauen Blüten dazukommen, ist die Illusion perfekt. Und der Rosmarin schummelt nicht. Tatsächlich stammt er aus dem Mittelmeerraum. »Ros marinus« bedeutet so viel wie »Tau des Meeres«. In den milden Küstengegenden wächst die Pflanze wild und kann bis zu zwei Meter hoch werden.

In der Antike galt Rosmarin als Geschenk der Aphrodite an die Menschen und man umkränz-

te ihre Statuen und auch die anderer Götter mit duftenden Zweigen. Später wurde Rosmarin zum Symbol der Treue und wurde bei Hochzeiten verwendet. Hintergrund war die Wirkung: Rosmarin stärkt das Erinnerungsvermögen. Liebende steckten sich deshalb einen Rosmarinzweig in die Kleidung, um die Treue zu sichern. Studenten trugen häufig einen Rosmarinkranz auf dem Kopf, um ihr Gedächtnis zu stärken.
Im Mittelalter wurde die Pflanze in ganz Europa populär. Shakespeare ließ Hamlet sagen: »... da ist Rosmarin, das ist zur Erinnerung, ich fleh euch an, liebes Herz, gedenket mein.« Die Klöster dann machten Rosmarin als Heilpflanze bekannt. Auch Pfarrer Kneipp war ein Fan des Rosmarins und verschrieb Rosmarinwein bei Herzleiden und zur Förderung der Potenz.

SO WIRKT ROSMARIN

Rosmarin wirkt vielfältig und kann sowohl innerlich als auch äußerlich angewendet werden. Insgesamt hält er jung, weil er Körper, Geist und Seele anregt und so ständig neue Energien weckt. Er wird sogar bei geistigem Abbau, Gedächtnisstörungen und Altersdepressionen eingesetzt. Darüber hinaus normalisiert Rosmarin den Blutdruck und ist ideal bei Hypotonie. Statt einer Tasse Kaffee am Morgen kann man sich einen Becher Rosmarintee gönnen.
Da er krampflindernd ist, hilft Rosmarin bei Magenbeschwerden. Er regt die Verdauung an und vertreibt auch hartnäckige Blähungen.
Aufgrund seiner entzündungshemmenden Wirkung kann er äußerlich angewendet bei Muskelschmerzen und rheumatischen Beschwerden helfen. Massagen mit Rosmarinöl bewirken wahre Wunder. Rosmarin desinfiziert darüber hinaus Wunden und gilt sogar als Geheimtipp gegen Herpesviren.

Wissenswert
»... in welchem sich interessante Dinge zutrugen.« Mit diesem märchenhaften Beginn ließen sich Studienergebnisse eines Forscherteams der Universität Northumbria, Newcastle, einleiten, die Folgendes belegen konnten: Duftet es in einem Raum nach Rosmarin, funktioniert das Gedächtnis besser. Und jetzt in Fakten: Die Gedächtnisleistung war um etwa 60 bis 70 Prozent besser als bei Probanden, die sich in einem geruchsneutralen Raum aufhielten. Das heißt: schnüffeln, schnüffeln, schnüffeln.

Mein Tipp
Rosmarin schmeckt frisch am besten und entfaltet dann auch seine Heilkraft. Es lohnt sich, eine Pflanze im Garten oder auf dem Balkon anzupflanzen. Bei Temperaturen bis zu –10 Grad kann er, etwas winterfest gemacht, sogar draußen überwintern. Getrockneter Rosmarin nimmt übrigens sehr schnell fremde Düfte an. Er sollte deshalb luftdicht und in einem geschlossenen Glasgefäß aufbewahrt werden. Man kann die Nadeln auch mit einem Mörser zu feinem Pulver zerreiben.

Dies und das
Rosmarin wirkt nachweislich stressmildernd. Vor Prüfungen ist es hilfreich, an Rosmarinöl zu riechen. Das senkt die Anspannung.
Als bleibende Erinnerung wird bei Bestattungen gern mit Rosmarin dekoriert. Oft nimmt man ihn als preisgünstigen Weihrauchersatz.

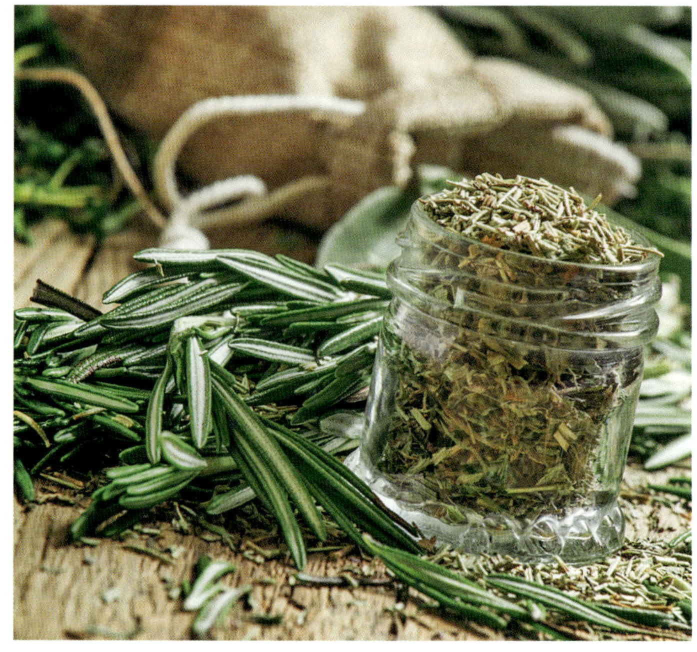

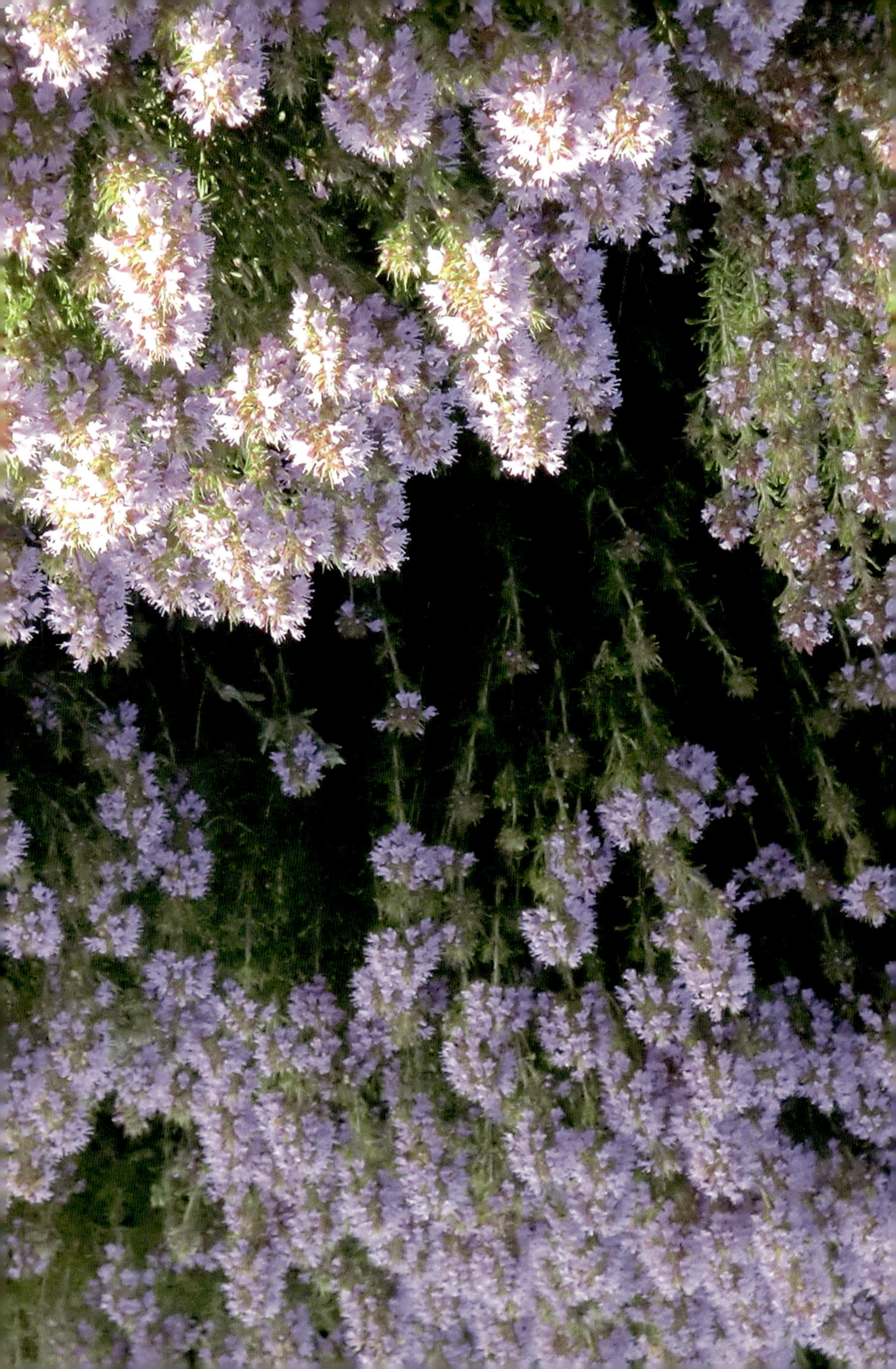

THYMIAN

Das Powerkraut bei Husten, Schnupfen, Heiserkeit

Dauerregen, nächtliche Temperaturen knapp über dem Gefrierpunkt und ungeheizte Wohnungen. Auch das ist Marokko! In den Wintermonaten kann es recht ungemütlich werden. Ich bleibe dann in meinem kleinen Häuschen und kümmere mich um den Bürokram, merke dabei aber leider oft schnell, dass es in meinem Hals kräftig zwickt, ich zeitweise keinen Ton mehr herausbekomme und kräftig huste. Zum Glück habe ich ein passendes Notfall-Set im Garten und mache mir fix einen Thymiansaft. Das Rezept ist von Aicha, die im nahe gelegenen Dorf mit ihren Eltern lebt und bei mir die Küche managt. Sie hat mich vor vielen Jahren damit überrascht und mittlerweile rühre ich ein Glas davon an, sobald es kühler wird, damit er im Notfall immer griffbereit ist. Dunkel gelagerte Pflanzenmedizin immer auf Vorrat zu haben, auch das habe ich von Aicha gelernt. Der Vorrat ist für mich, meine Mitarbeiter und natürlich meine vielen Gäste, denen man schnell ansieht, wenn sie sich auf ihren Touren im ungewohnt kalten Marokko erkältet haben. Bei Husten gibt es Thymiansud mit Kreuzkümmel und Honig zum Gurgeln. Ein Esslöffel mehrmals täglich reicht. Der Geschmack ist, sagen wir, gewöhnungsbedürftig, aber die Wirkung spektakulär. Bitte unbedingt versuchen!

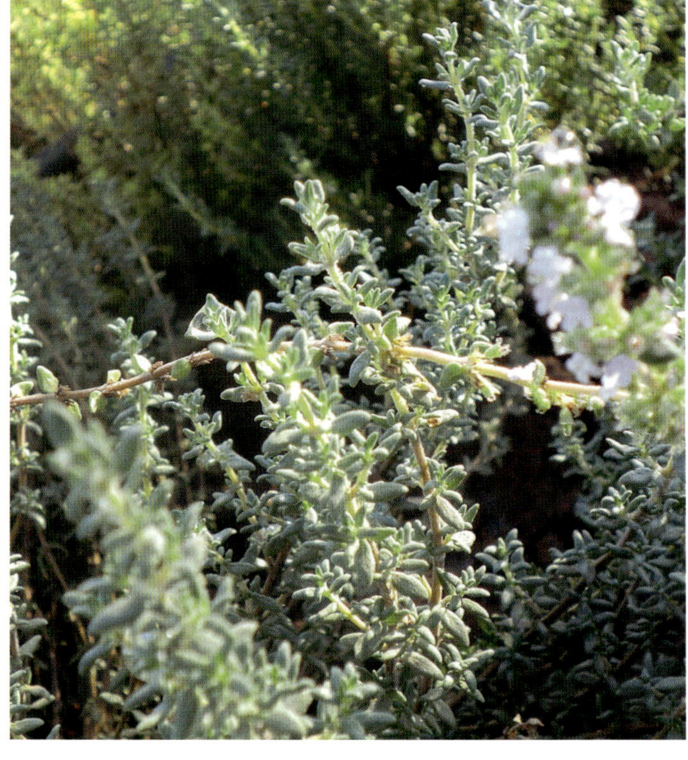

GESCHICHTE UND EIN BISSCHEN DRUM HERUM

Die Bezeichnung Thymian stammt aus dem Griechischen. *Thymos* bedeutet in etwa Mut, Stärke, Tapferkeit. Der Thymian ist ein immergrüner, nicht sehr hoch wachsender Strauch, der Sonne liebt und ein Klassiker in der Pflanzenmedizin ist. Rund um das Mittelmeer ist er seit Urzeiten bekannt und taucht in zahlreichen Schriften auf.

Grundsätzlich gilt: Thymian kräftigt nicht nur den Organismus, sondern auch Geist und Seele. Das gab der Pflanze eine starke Symbolkraft. In vielen Kulturen tranken Helden den Tee, um sich mächtig zu fühlen. Im Mittelalter war es üblich, dass Hofdamen ihren favorisierten Rittern ein Sträußchen Thymian an den Brustschild hefteten, um sie so im Ritterturnier zu unterstützen. Im Orient wird das Kraut heute noch unter den Kamelsattel gelegt, um eine gute Reise zu wünschen, und es gibt den Brauch, Thymian bei sich zu tragen, um gute Geschäfte zu machen.

SO WIRKT THYMIAN

Husten und verschleimte Atemwege kennt jeder. Mit Thymian bekommt man die Beschwerden sehr schnell in den Griff. Thymian regt nachweisbar die Tätigkeit der Flimmerhärchen in der Lunge an, dadurch lösen sich selbst fest sitzende Sekrete und können abgehustet werden.
Darüber hinaus hilft die Pflanze bei Entzündungen und bekämpft Krankheitskeime. Bevor es zu einer Entzündung im Körper kommt, müssen bestimmte chemische Prozesse erfolgen. Thymian setzt dort hemmend ein. Er wirkt bei Problemen im Magen- und Darmbereich, bei Entzündungen der Haut und Mundschleimhaut und wird auch erfolgreich bei der Rheumatherapie eingesetzt.

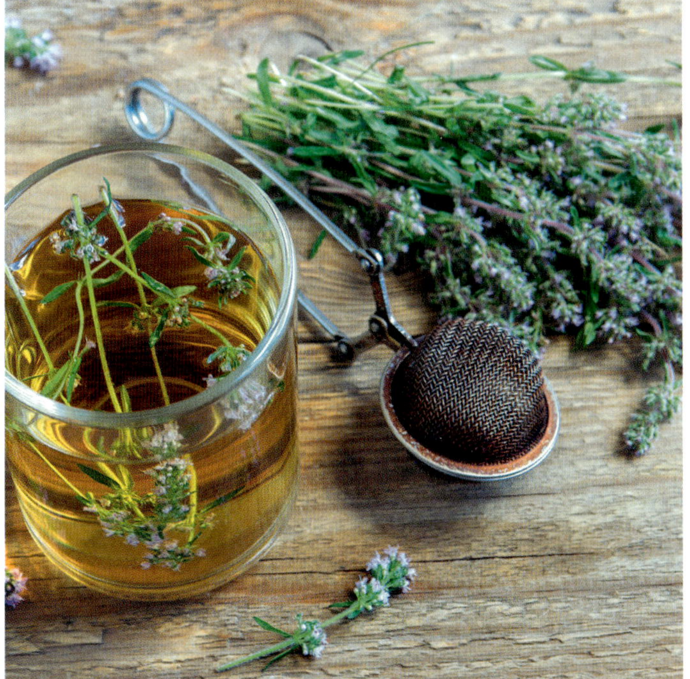

Wie wird Thymian am besten haltbar gemacht?

- **Trocknung:** 10 bis 15 Zentimeter lange Triebe werden abgeschnitten, gebündelt und kopfüber aufgehängt. Hierfür bietet sich ein dunkler und trockener Raum an, damit die ätherischen Öle während des Trocknungsprozesses möglichst erhalten bleiben.
- **Einfrieren:** Die kleinen Blätter werden in filigraner Arbeit von den Thymiantrieben gezupft und anschließend gewaschen, dann sind sie fertig für das Gefrierfach. Je nach Bedarf können sie entnommen werden.
- **Einlegen:** Frische oder getrocknete Triebe können in Öl oder Essig eingelegt und so konserviert werden. Zugleich produziert man Öl oder Essig mit einer würzigen Thymian-Note. Wichtig ist, dass die Triebe von der Flüssigkeit ganz umschlossen werden. Bei Luftkontakt tritt Schimmelbildung ein.

Doch Thymian kann noch mehr: Äußerlich hilft er bei schlecht heilenden Wunden und Hauterkrankungen. Ein Tipp sind Thymianbäder, weil dann die Wirkung ganzheitlich einsetzt: Man unterstützt die Atemwege, die gereizte Winterhaut und zu guter Letzt die Seele. Thymian bringt inneres Gleichgewicht und ist damit sehr viel mehr als nur ein verlockender Duft.

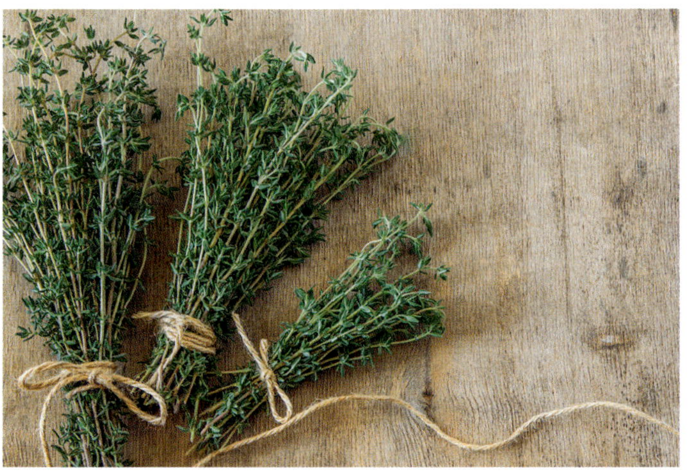

Wissenswert

Wer täglich mit Thymiantee gurgelt, verringert die Zahl der Krankheiterreger im Mund und in der Rachenschleimhaut, verhindert Zahlfleischentzündungen und beugt Erkrankungen der Atemwege vor. Die Prozedur lässt sich leicht in die Morgenroutine einbauen: ein Schluck Tee, Kopf in den Nacken, 20 Sekunden gurgeln, ausspucken. Den Vorgang dreimal wiederholen. Das dauert nur eine Minute, die Ihr Körper Ihnen aber danken wird. Gönnen Sie sich dazu zum Frühstück eine Tasse Thymiantee: »Macht Mut zum Weitergehen«, sagen die Berber.

Mein Tipp

Thymian lässt sich gut selbst anbauen, denn er ist pflegeleicht. Er braucht lediglich einen trockenen und sonnigen Platz mit magerer, am besten leicht kalkhaltiger Erde.

Dies und das

Naturhelfer Thymian: Die Pflanze lockt Bienen zuverlässig an, denn das blühende Kraut hat einen besonders hohen Nektarwert und bietet damit eine gute Grundlage für die Nahrungssuche der wichtigen Tierchen.

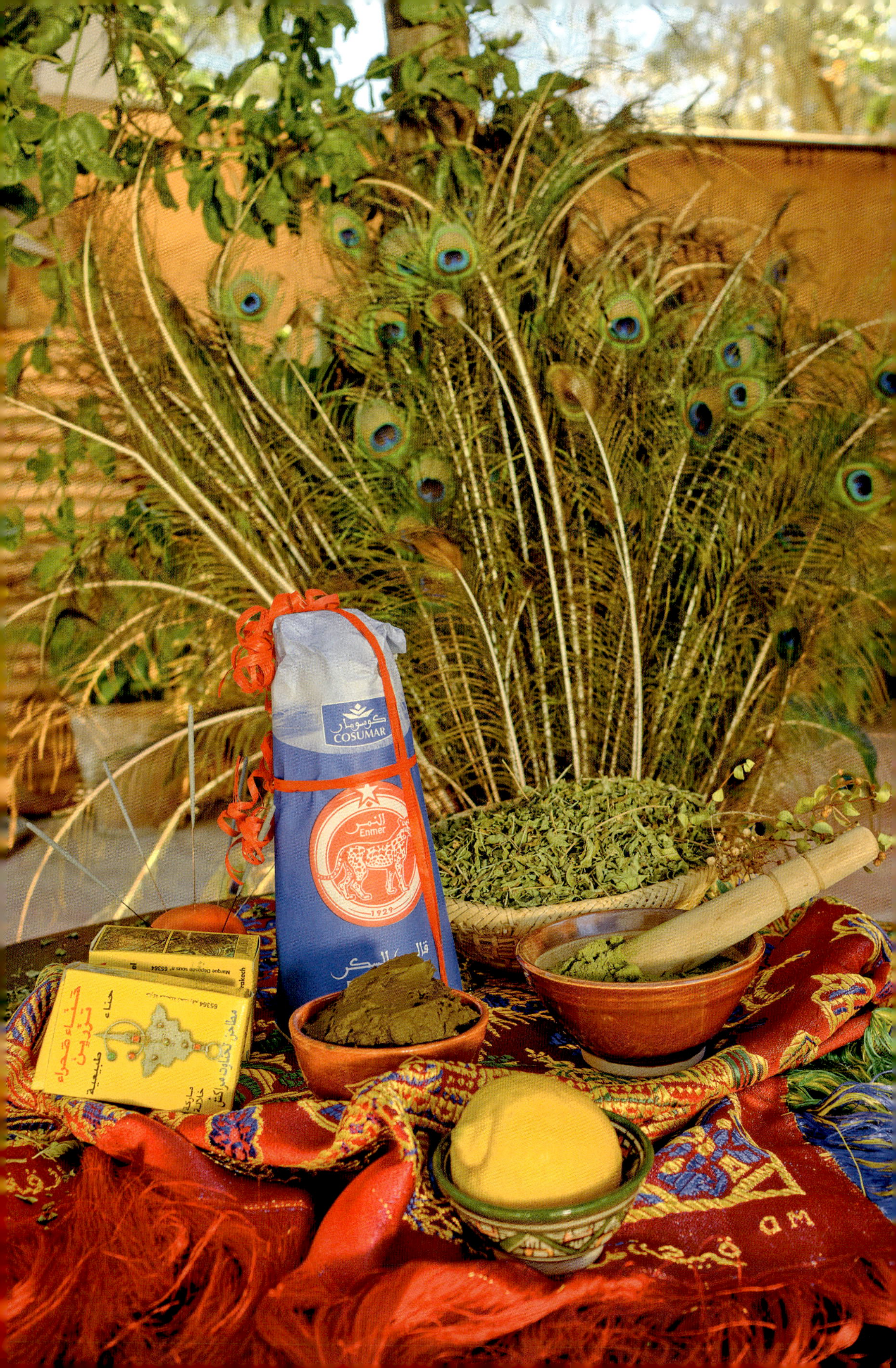

COSUMAR
Enmer
1929

HENNA

Zum Färben wie zum Heilen gut

Als ich in der Wüste zum ersten Mal einen Hennatee angeboten bekam, dachte ich zuerst an ein Missverständnis. Mir ging es wie fast allen Menschen in Europa. Bei Henna denken sie an die üblichen Tätowierungen und die immer so hübsch rot gefärbten Haare. Aber ein Getränk aus Henna? Heute habe ich nicht nur einige hochgewachsene Hennasträucher in meinem Garten, sondern auch immer ein Pulver mit farblosem Henna in meinem Kräuterschrank. Besonders im Sommer nutze ich es, um meinem Körper die dringend nötige Abkühlung zu verschaffen. Ich rühre mir abends eine geschmeidige Paste an, setze mich in den Schatten unter meinem Vordach und streiche meine Füße damit ein. Kaum eine halbe Stunde vergeht und ich spüre, wie die Lebensgeister zurückkommen. Danach gibt es noch einen Tee und die brütend heißen Sommernächte können mir nichts mehr anhaben.

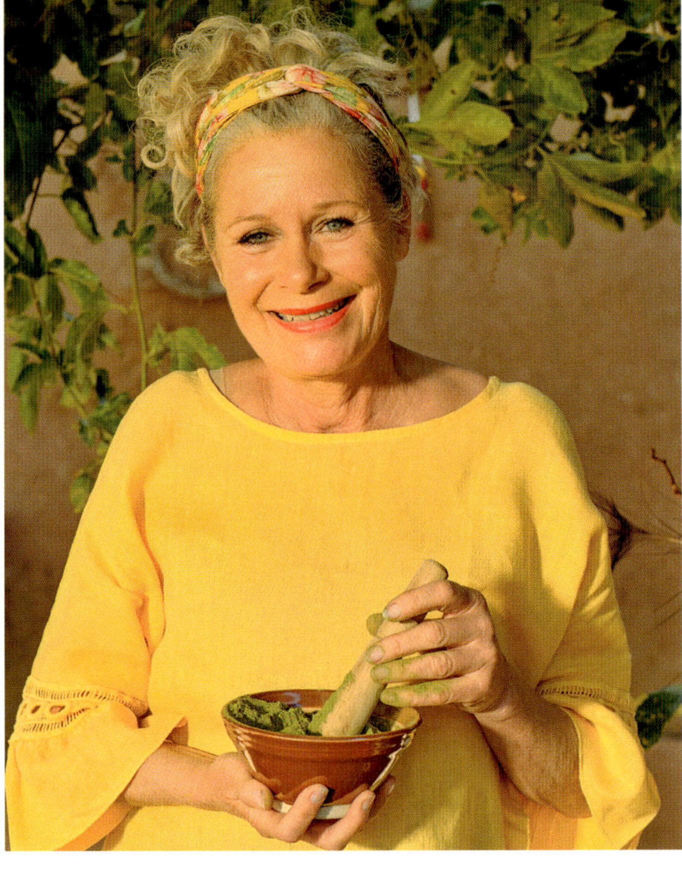

GESCHICHTE UND EIN BISSCHEN DRUM HERUM

Die Hennapflanze ist ein üppiger Strauch mit silbrig grünen Blättern, der weltweit in warmen Gegenden vorkommt und wegen der Färbekraft seiner Blätter geschätzt ist. Schon die alten Ägypter benutzten das Hennapulver zum Färben von Haaren und der Haut, weshalb man Henna auch »Ägyptisches Färbekraut« nennt.

Neben ihrer Färbekraft liebte man in der Antike auch die Heilkraft der Pflanze. In Griechenland wurde der Tee der Hennablätter zur Immunstärkung getrunken und die Araber verwendeten Henna als Heilmittel bei Lepra und anderen Hautkrankheiten. Sogar bei Pocken, Windpocken und Abszessen kam es zum Einsatz.

Die heilende Kraft der Hennapflanze ist in Europa kaum angekommen, geblieben ist hier die Nutzung als Färbemittel. Im Orient allerdings erfreut sich Henna nach wie vor großer Beliebtheit. Es wird zwar von jeher für traditionelle Hautmalereien genutzt, ist aber auch aus der traditionellen Medizin nicht wegzudenken.

SO WIRKT HENNA

Hennapulver wird aufgrund der entzündungshemmenden Eigenschaften bei Hauterkrankungen eingesetzt. Übrigens auch bei Fußpilz. Häufig nutzt man dazu Pasten oder einen Sud. Hennapaste ist auch zur Bekämpfung von Schuppen üblich. Generell heilt Henna die Haut. Es hilft auch bei rauen Stellen an Füßen und Ellbogen.
Der Tee lindert Atemwegsbeschwerden wie Bronchitis und Husten, ebenso Schmerzen allgemein. In vielen Berberfamilien schwört man auf Hennatee bei innerer Unruhe und Schlafstörungen. Als bewährtes Hausmittel hilft es Frauen nach einer Geburt, ihren alten Zyklus wiederherzustellen.

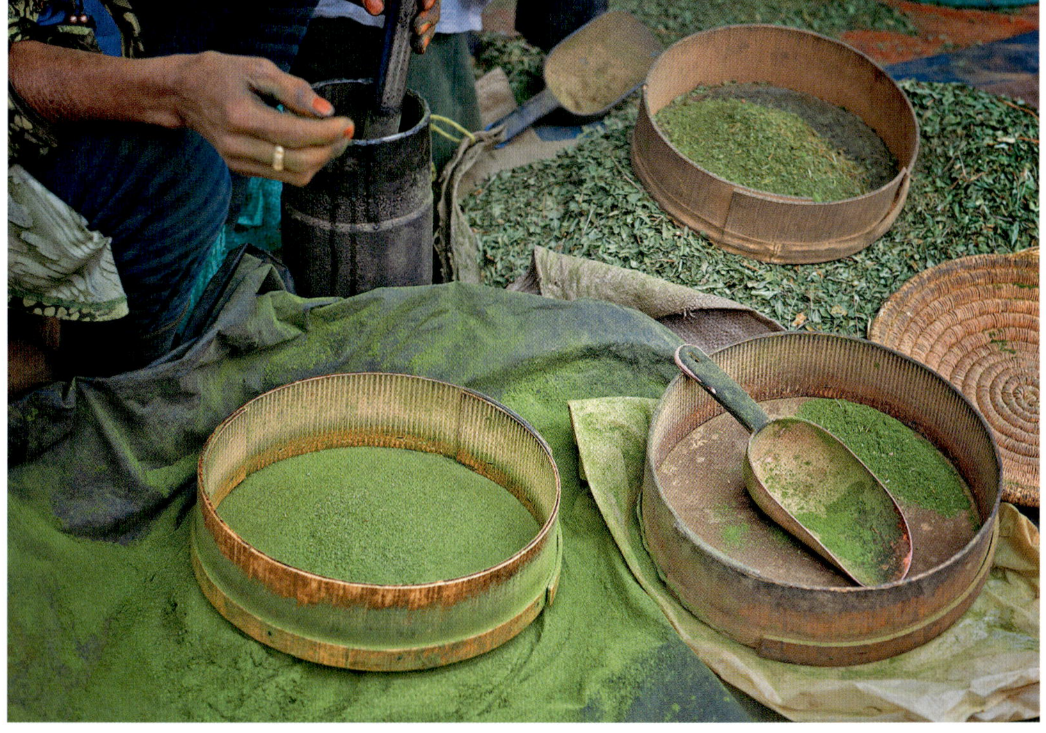

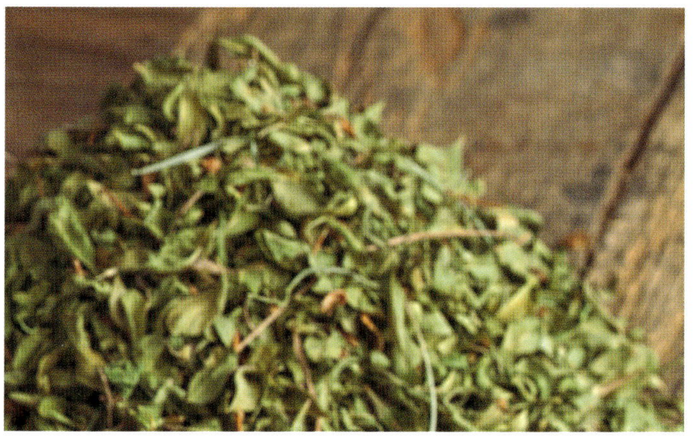

Wissenswert
Henna hat eine kühlende Eigenschaft und wird daher in den heißen Regionen des Orients in den Sommermonaten traditionell auf die Handflächen und Fußsohlen aufgetragen. Die Wirkung breitet sich im ganzen Körper aus und hält auch noch nach dem Abwaschen der Paste an. Damit bekämpft man besonders in Wüstenregionen auf einfache Weise eine übertriebene Schweißbildung und stärkt den Kreislauf.

Mein Tipp
Bei Henna auf das Biozertifikat achten, da sonst Verunreinigungen nicht ausgeschlossen werden können. So klagen viele Touristinnen beim Auftragen der beliebten Tattoos über brennende Haut. Dann bitte sofort abbrechen und das Henna abwaschen!

Dies und das
Die kunstvolle Körperbemalung mit Henna stammt ursprünglich aus Indien und wird Mehndi genannt. In vielen Ländern, auch in Marokko, lassen sich Bräute damit symbolreich verzieren. Das Ritual wird in der Nacht vor der Hochzeit zusammen mit Freundinnen und Verwandten durchgeführt und nennt sich Henna-Nacht. Henna-Malereien verschwinden mit der Zeit. Sie schützen vor dem »bösen Blick« und stehen mit der roten Farbe für Gesundheit, Glück und Wohlstand.

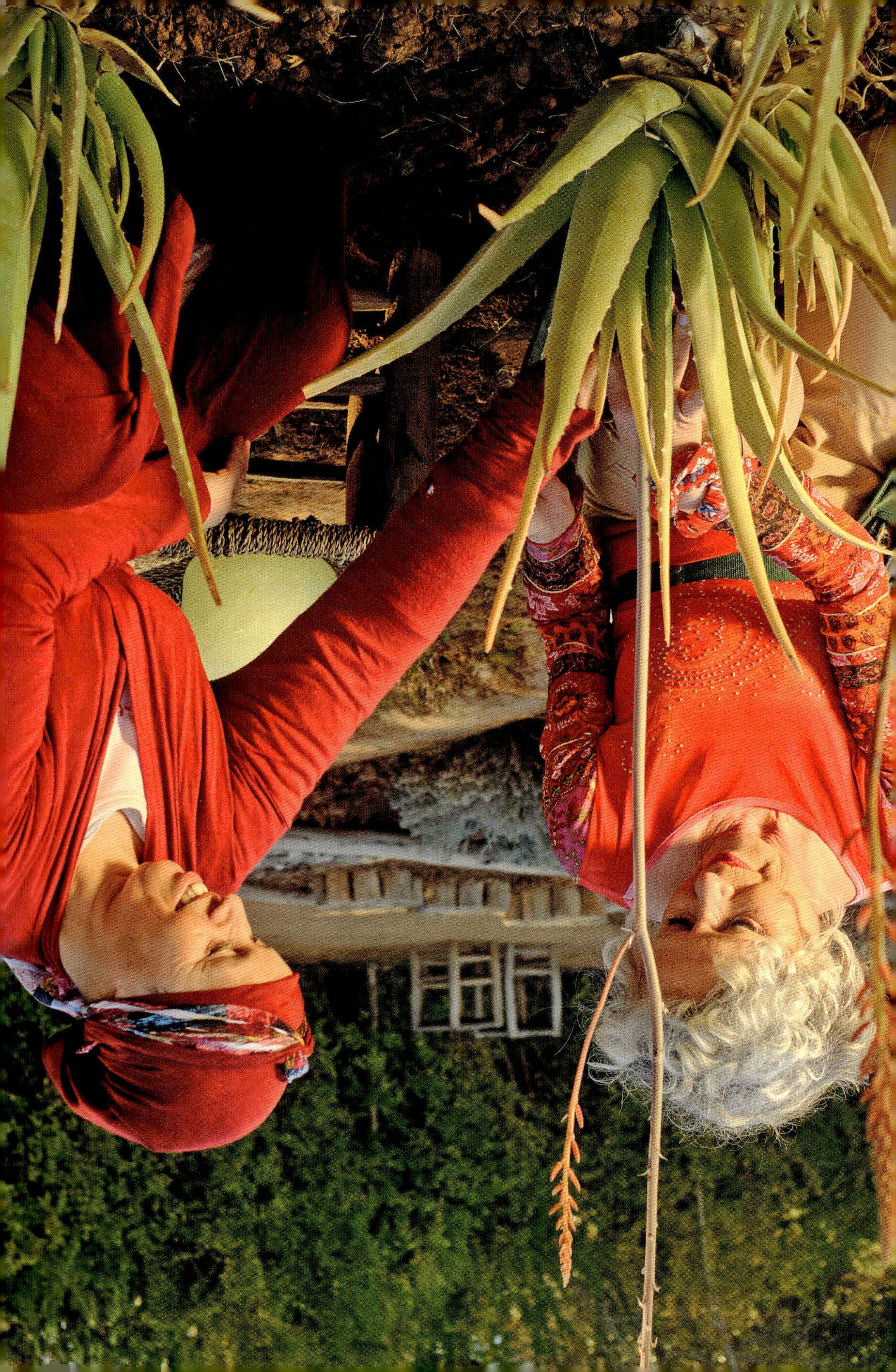

ALOE VERA

Uralte Kostbarkeit aus der Wüste

Bei uns in Marokko ist die Sonne nicht nur verführerisch, sondern auch gefährlich. Die Folgen sind gerade bei Touristen sichtbar: Sonnenbrand! Wenn meine Gäste mit sichtbaren Hautverletzungen kommen, öffne ich schon mal den Kühlschrank und hole ein Gläschen mit Aloe-vera-Gel heraus. Die durchsichtige, glibberige Masse kühlt und beruhigt. Rötungen und Schmerzen verschwinden. Die Haut heilt schnell und zuverlässig.

Die kostbare Aloe-vera-Pflanze wächst, wie überall im Süden, auch üppig in meinem Garten und ist herrlich unkompliziert zu nutzen. Einfach ein Blatt abschneiden, aufschneiden, das Gel mit dem Löffel herausschaben und kühl stellen. Leichter kann man ein so wertvolles Heilmittel nicht bekommen. Aber dieses Gel kann noch viel mehr. Von meinem Heiler Mohammed bekam ich schon vor Jahren zwei weitere wertvolle Tipps: So kann man einen Teelöffel von dem wohlschmeckenden Gel gegen Zahnschmerzen und Zahnfleischbluten nutzen. Einfach eine Portion mit einer Prise Gewürznelkenpulver in den Mund nehmen und eine Minute lang sorgfältig durch die Zähne ziehen, danach ausspucken. Ebenso hilft das Gel bei Verstopfung. In dem Fall das Gel mit etwas Rosmarinpulver verrühren und herunterschlucken. Die Wirkung setzt zwar schnell ein, aber nicht heftig und man kann sein Tagesprogramm ganz normal weiterführen. Aloe-vera-Gel hat deshalb einen festen Platz in meiner Hausapotheke.

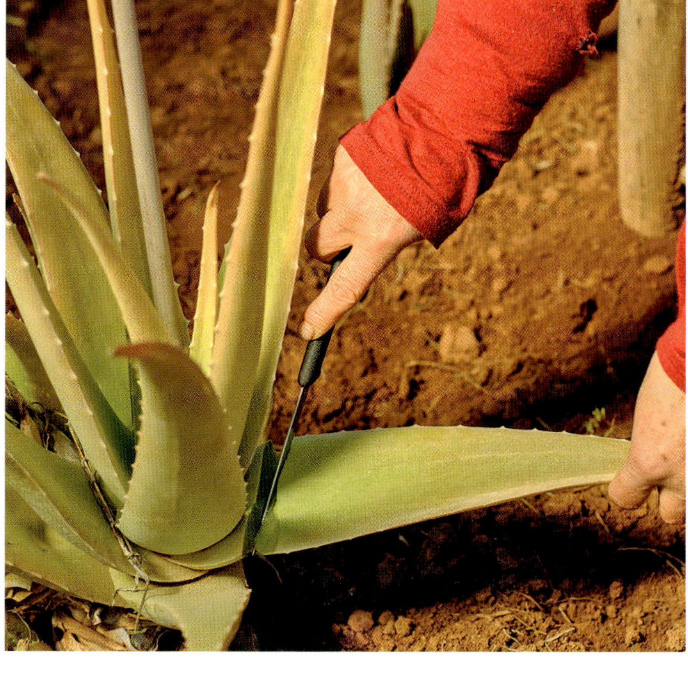

GESCHICHTE UND EIN BISSCHEN DRUM HERUM

Die Aloe-vera-Pflanze kommt aus Afrika und ist entsprechend hitzebeständig. Die Pflanzen können über einen langen Zeitraum in trockenen, heißen Gebieten überleben. Der große Feuchtigkeitsspeicher in den kaktusähnlichen, bis zu 50 Zentimeter langen Blättern macht es möglich. Er füllt sich innerhalb von drei bis fünf Jahren auf und wird zu einem inhaltsreichen Pflanzen-Gel.

Erste Hinweise auf die medizinische Nutzung kommen aus

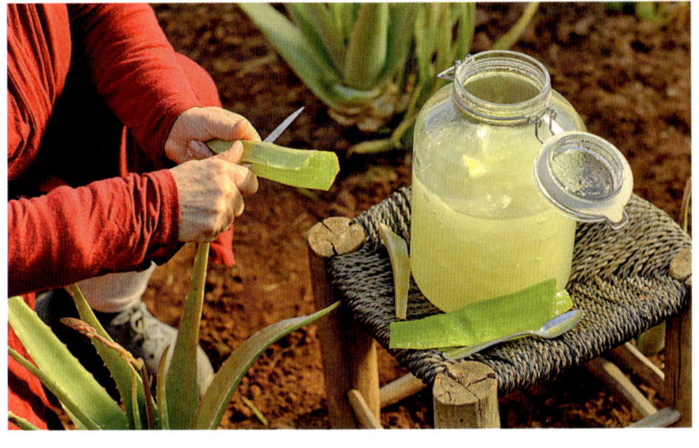

dem Sudan und sind mehrere Tausend Jahre alt. In der Antike wurde Aloe vera breitflächig angebaut und auch in der Bibel ist davon die Rede. Aloe wurde als Allzweckmittel für die Haut verwendet, innerlich als Abwehrwaffe gegen Krankheitserreger angewendet und zur Stärkung eingesetzt. In vielen Kulturen war Aloe vera die Pflanze der Unsterblichkeit. Im Mittelalter hat man damit »Eiter gezogen« und so Abszesse geheilt. Insgesamt ist sie in Europa aber relativ unbekannt geblieben, was mit dem Klima zusammenhängt. Die Pflanze braucht es warm. Erst in heutiger Zeit interessiert man sich für sie, vor allem auf dem Gebiet der Schönheitspflege.

Schön mit Aloe vera

Bei vielen Frauen Nordafrikas ist ein Schönheitstee mit Aloe-vera-Blüten populär. Dazu werden die weiß-rosafarbenen Blüten der Aloe-Pflanze gezupft und klein gehackt, frisch oder getrocknet mit Minze, Ingwer und Pfeffer vermixt und aufgebrüht. Zum Schluss kommt ein Teelöffel von dem kostbaren Gel dazu. Schmeckt lecker, bringt die Verdauung in Schwung und »plustert« die Haut von innen auf. Regelmäßig angewendet mindert der Tee die Faltenbildung.

SO WIRKT ALOE VERA

Im Aloe-vera-Gel sind Hunderte wertvolle Nähr- und Vitalstoffe enthalten. Aufgetragen dringen die Stoffe tief in den Körper ein und machen ihn widerstandsfähig gegen Krankheiten. Darüber hinaus spendet und bindet das Gel Feuchtigkeit in der Haut, aktiviert die Zellerneuerung, strafft und glättet, Falten verschwinden. Auch bei Hauterkrankungen wie Schuppenflechte, Neurodermitis oder Akne hilft Aloe vera. Sonnenbrand kühlt und heilt sie ebenfalls, Wunden desinfiziert sie und kurbelt die Wundheilung an.

Die Wüstenpflanze hilft traditionell auch innerlich. Als Gel oder Saft wirkt sie gegen entzündliche Prozesse im Körper und stärkt die Schleimhäute. Gerade in der Krebsbehandlung, die häufig die Schleimhäute angreift, ist Aloe vera beliebt. Zudem wirkt sie abführend und löst sogar hartnäckige Verstopfungen. Sie sollte jedoch nicht dauerhaft angewendet werden.

Wissenswert
Aloe-vera-Pflanzen lassen sich gut zu Hause ziehen. Im Sommer kann das Gewächs im Garten stehen, im Winter als dekorative und glückliche Topfpflanze im Haus. Wollen Sie das Gel frisch nutzen, schneiden Sie ein ganzes Blatt der Pflanze ab, schneiden dieses längs auf und drücken das Gel heraus. Damit betupfen Sie die betroffenen Hautstellen. Für eine längere Anwendung legen Sie das aufgeschnittene Blatt direkt auf die Haut und umwickeln es mit einem Tuch. Das Gel hält luftdicht verschlossen im Kühlschrank mehrere Wochen.

Mein Tipp
Man kann das Gel auch sehr gut einfrieren: Risse, Verbrennungen, Pickel – vereistes Aloe-Gel wirkt Wunder! Wichtig: Der gelbrote Saft aus der Blattrinde sollte sich nicht mit dem Gel vermischen.

Dies und das
Das frische Gel lässt sich super als Rasiergel verwenden. Dank der Wirkstoffe bilden sich keine roten Stellen oder »Rasierpickel«.

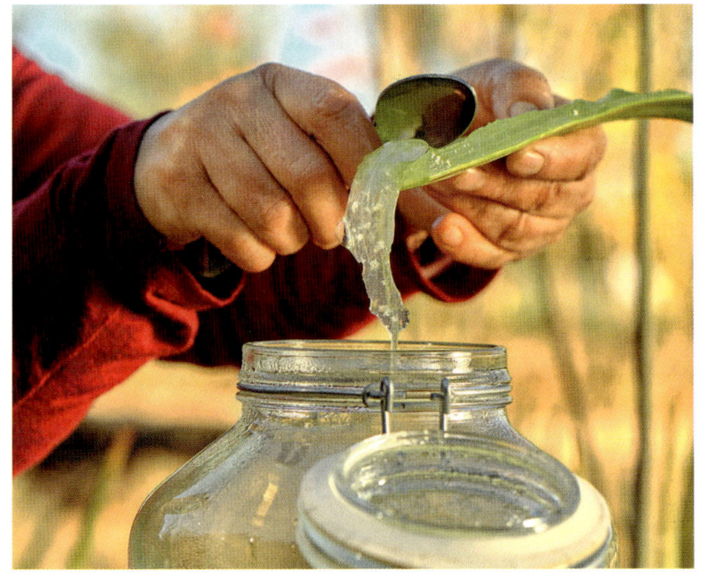

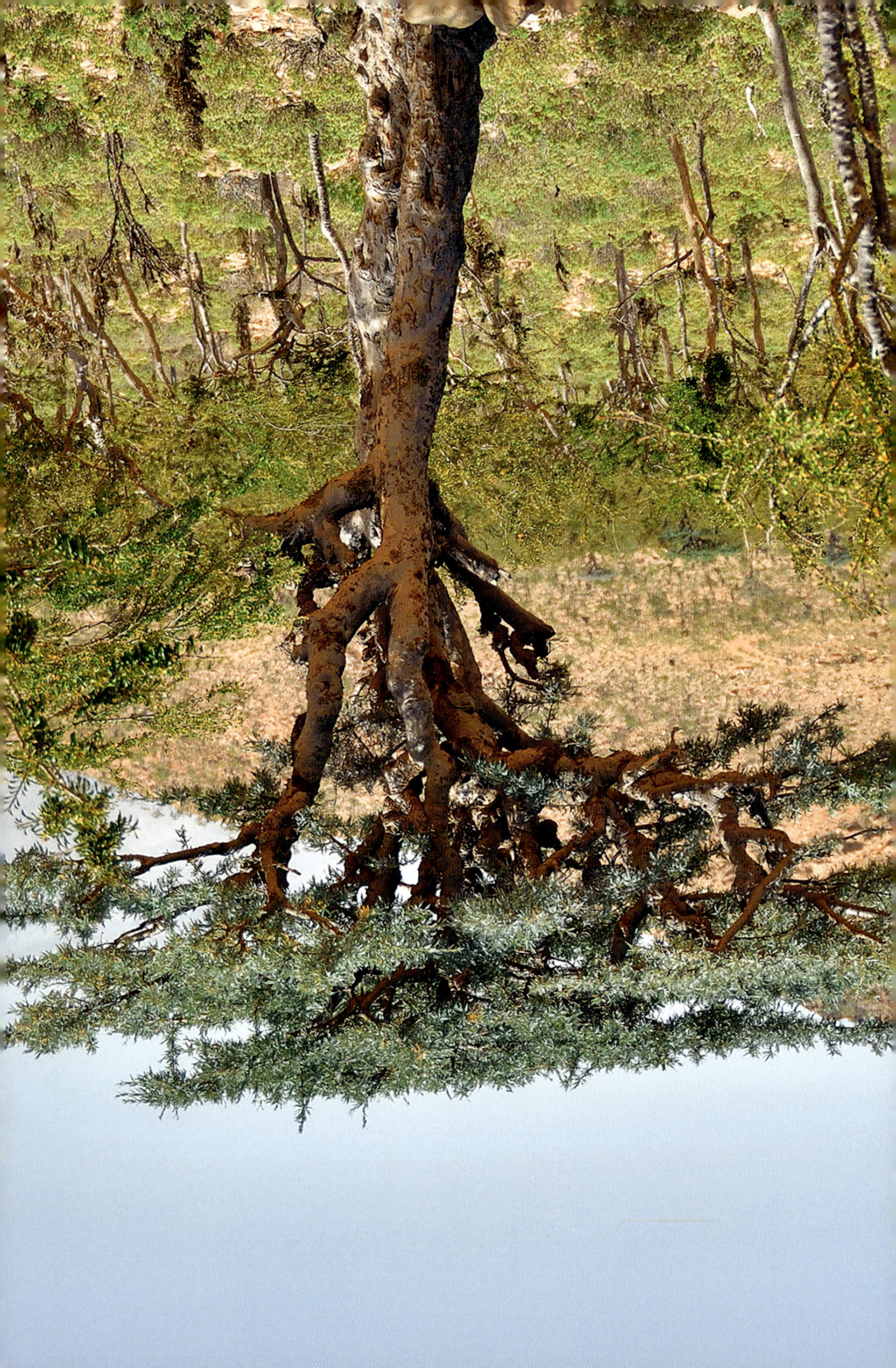

WEIHRAUCH

Der Duft der Götter und ein Tausendsassa

Erst hörte ich das wütende Iah von Esel Gismo, dann den Schmerzensschrei von Zahra, meiner Mitarbeiterin. Ich rannte sofort zur Weide, aber da kam mir Zahra schon mit Tränen im Gesicht entgegengehumpelt. Was war passiert? Esel-Oldie Gismo, der schon viele Jahre auf meiner Farm sein Gnadenbrot bekommt, hatte sich erschreckt und aus Versehen Zahra einen kräftigen Tritt mit seinem Huf verpasst. Das Ergebnis war eine faustdicke Schwellung an Zahras Knie, die furchtbar schmerzte und innerhalb einer halben Stunde blau unterlaufen war.

Zahra reagierte ganz entspannt, ließ sich ein kleines Fläschchen von ihrem Weihrauchöl von zu Hause bringen und massierte mit dem Öl einige Minuten lang ihr Knie. Wir saßen zusammen im Schatten, es duftete wunderbar nach dem mir seit meiner Kindheit vertrauten Weihrauch und Zahra lächelte zuversichtlich. Für mich war es wie ein Wunder, dass bereits am nächsten Tag die Schwellung abgeklungen war. Und am zweiten Tag schon konnte Zahra wieder schmerzfrei laufen. Seit diesem Vorfall schwöre ich auf Zahras selbst eingelegtes Weihrauchöl und habe immer ein kleines Marmeladenglas davon im Schrank. Ich behandele damit meinen steifen Nacken, wenn ich Zug bekommen habe, jede Prellung oder Verstauchung. Und das Spannende: Die Wunder des Orients wiederholen sich.

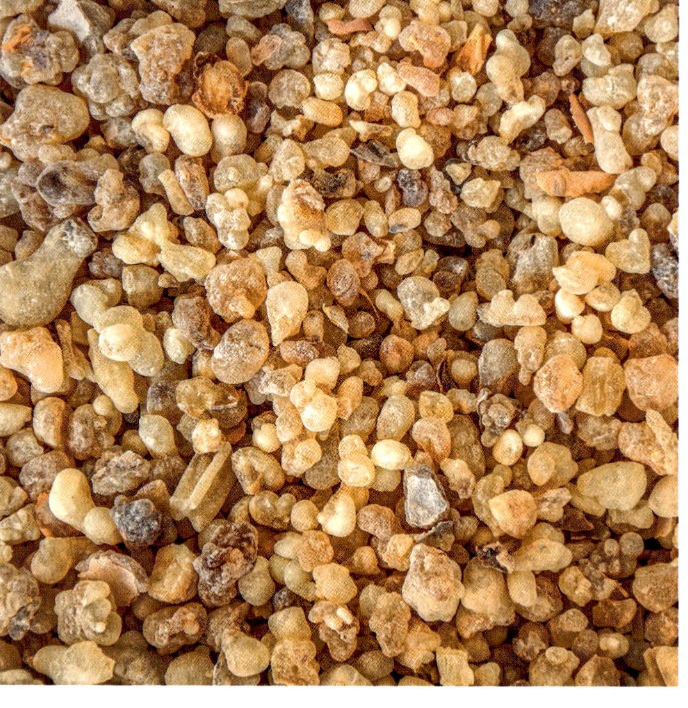

GESCHICHTE UND EIN BISSCHEN DRUM HERUM

Bei Weihrauch denken wir meist zuerst an den betörenden Duft. Aber Weihrauch ist nicht nur ein beliebtes Räuchermittel in Kirchen: Seine medizinische Verwendung gehört zu den ältesten Therapieformen der Menschheit. Erste Hinweise auf den Einsatz von Weihrauch in der Heilkunde finden sich in dreieinhalbtausend Jahre alten Texten aus dem Niltal. Über Handelswege eroberte Weihrauch nach und nach den Mittelmeerraum.

Die Römer setzten Weihrauch erfolgreich zur Wundheilung

Was genau ist eigentlich Weihrauch?

Weihrauch wird auch »Duft der Götter« genannt und aus dem Harz des Weihrauchbaums gewonnen. Nach wie vor wird traditionell geerntet: Man ritzt die Rinde der Weihrauchbäume mit einem spitzen Messer ein. Aus den Kerben quillt innerhalb weniger Tage eine milchige Substanz aus der Rinde. An der Luft trocknet sie und wird zu gelblichen Harzklumpen, die wie Perlen an der Rinde herunterhängen. Nach zwei bis drei Wochen wird das Harz mit einem Spachtel abgekratzt. Zwei bis zehn Kilogramm lassen sich so pro Baum ernten. Die Weihrauchklumpen selbst riechen schon herrlich. Doch erst bei der Verbrennung entsteht der typisch aromatische Duft, der als Weihrauch bezeichnet wird.

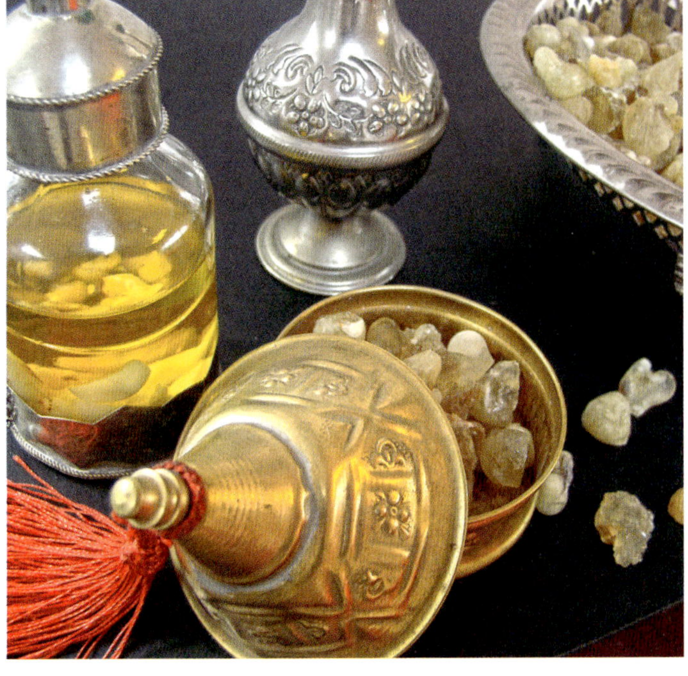

ein. Der Grieche Hippokrates schwärmte von seinen Erfolgen bei der Schmerzlinderung und der Behandlung von Atemwegserkrankungen. Hildegard von Bingen hielt ebenfalls seine schmerzlindernde Wirkung fest, schrieb aber auch von »körperlicher Stärkung«.

Im Orient und auch in Indien und China ist Weihrauch bis heute im Einsatz. Bei uns geriet Weihrauch durch das Aufkommen chemischer Arzneistoffe in Vergessenheit. Mittlerweile ist das Wunderharz aber wieder im Kommen, zumal klinische Studien die Wirksamkeit bestätigen.

SO WIRKT WEIHRAUCH

Die im Weihrauch vorkommende Boswelliasäure hemmt nachweisbar entzündliche Prozesse, zum Beispiel bei Gelenkschmerzen und Arthritis, ist schmerzlindernd bei Arthrose und unterstützt grundsätzlich die Immunfunktion. Zudem reguliert der Inhaltsstoff die Produktion von Antikörpern, die den Organismus vor bakteriellen und viralen Infektionen schützen.

Im Orient wird Weihrauch vorwiegend als Öl für äußere Anwendungen genutzt, weil es leicht herzustellen ist. Man kann aber auch zu Salben greifen, die ebenso wirkungsvoll sind. Tröpfchenweise auf der Zunge verabreicht, lindert Weihrauch schnell akute Darmbeschwerden aller Art. Inhaliert oder als Tee getrunken kommt Weihrauch bei allen Atemwegserkrankungen zum Einsatz und wird speziell bei Asthma empfohlen. Ältere Menschen im Orient nutzen Weihrauchdampf traditionell zur Beruhigung. Er soll Ängste nehmen, die Nerven entspannen und auch bei Depressionen helfen. Zur Desinfektion wird Weihrauchpulver direkt auf die Wunde gegeben. Das hilft auch bei Hautkrankheiten, zum Beispiel bei Akne.

Wissenswert
In der Antike war Weihrauch vergleichbar teuer wie Gold. Das lag an der aufwendigen Gewinnung und den langen Transportwegen. Erinnern Sie sich an die Geschenke der Heiligen Drei Könige? Es waren Weihrauch, Gold und Myrrhe, alles Kostbarkeiten. Heute wird Weihrauch in vielen Ländern geerntet, mit unterschiedlichen Qualitätsstandards. Grundsätzlich gilt: Je mehr Boswelliasäuren enthalten sind, desto wirkungsvoller ist der Weihrauch. Derzeit gilt die weiße Weihrauchsorte Boswellia serrata mit einem Boswelliasäureanteil von 85 Prozent als die am besten erforschte Art. Die allgemeine Regel lautet: je heller, desto besser!

Mein Tipp
Sie sollten bei dem Harz auf Bioqualität achten!

Dies und das
Eine kleine Orientierung: Indischer Weihrauch wird unter Boswellia serrata, afrikanischer Weihrauch unter Boswellia carterii und arabischer Weihrauch unter Boswellia sacra geführt.

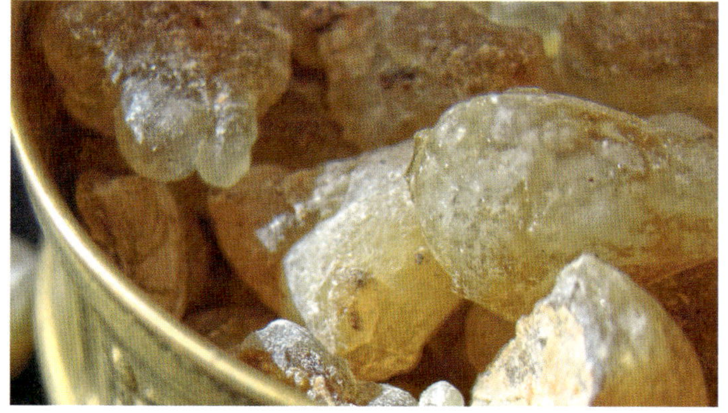

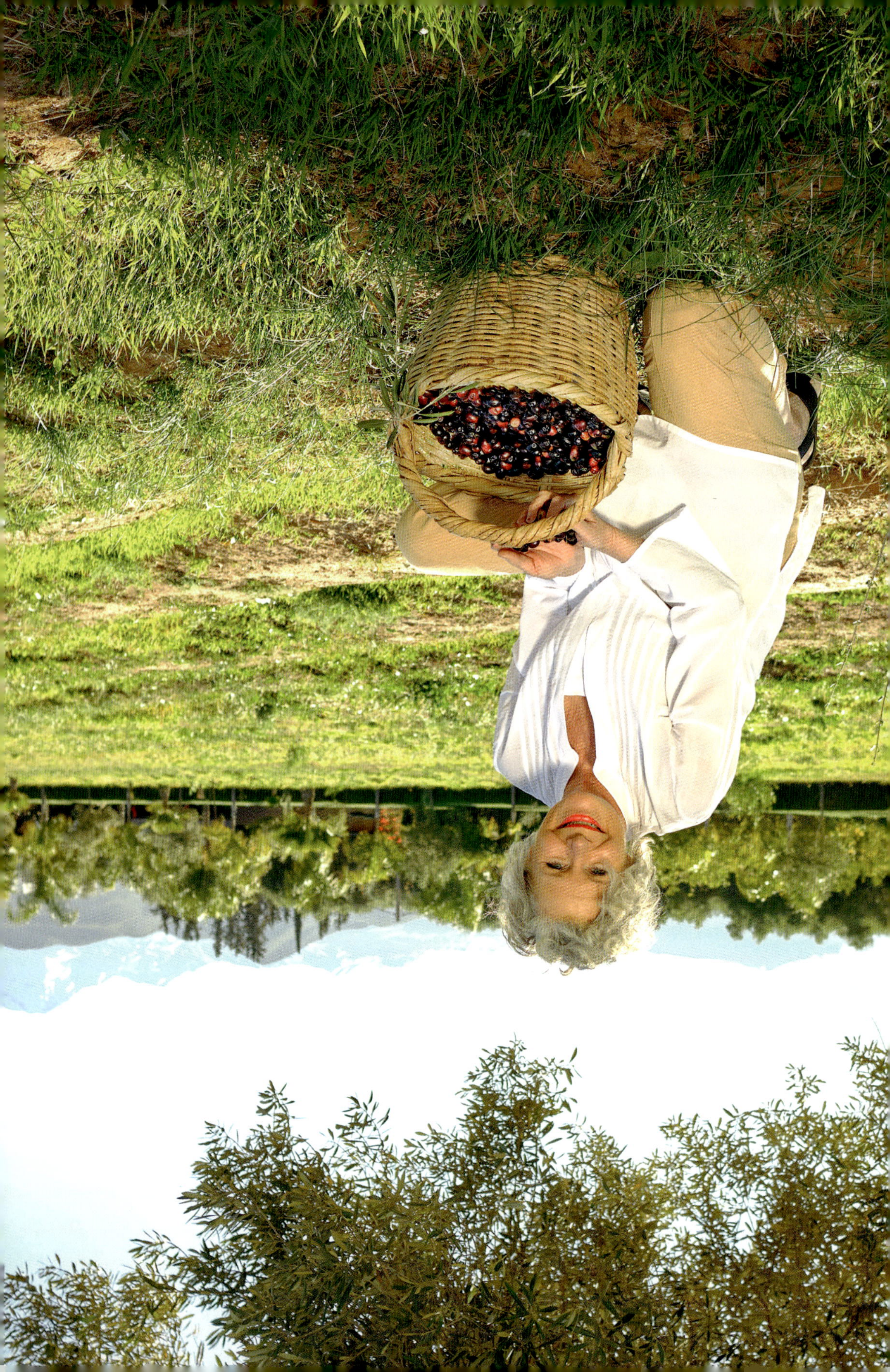

OLIVE

Sagenumwobenes Öl und kostbare Blätter

Es ist ein erhebendes Gefühl, morgens unter einem hundertjährigen Olivenbaum zu sitzen, einfach nur ein paar Minuten in die Sonne zu blinzeln und den Blick auf das Atlasgebirge in der Ferne zu genießen. Auf meinem weitläufigen Grundstück wachsen mehrere der stolzen Bäume, die ich liebevoll pflege und jährlich mit Helferinnen aus den umliegenden Dörfern aberntе. Die Frauen kommen gern, weil sie sich etwas Geld verdienen und auch die Gemeinschaft lieben. Denn während sie unter den Bäumen die Netze aufspannen und mit Stöcken die Früchte abschlagen, singen sie ihre melodischen Berberlieder. Ich nenne das meinen persönlichen »Kribbelmoment«.

Die geernteten Oliven werden von meinen sechs Eseln zu einer alten Ölmühle gebracht und das Resultat, herrlich fein duftendes Olivenöl, bringen sie wieder zurück. Es bleibt auf der Farm, für schmackhafte Menüs – und für meine Schönheitspflege. Denn seitdem ich meine Schweizer Heimat verlassen habe, nutze ich dieses wertvolle Öl gern für Haut und Haar.

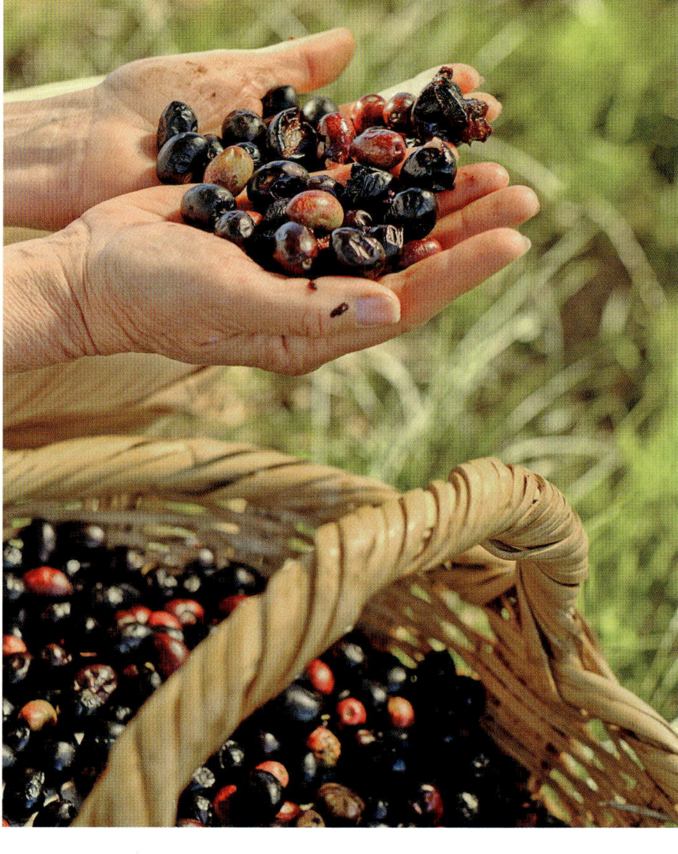

GESCHICHTE UND EIN BISSCHEN DRUM HERUM

Seit Jahrtausenden ranken sich Mythen und Geschichten um den knorrigen Olivenbaum und seine leckeren Früchte. Er galt als Geschenk der Götter und steht für Genuss und Lebensfreude, aber auch für Gesundheit und Frieden. Das daraus gewonnene Öl galt seit jeher als Grundnahrungsmittel. Die Blätter hatten aufgrund ihrer zahlreichen heilsamen Wirkstoffe einen festen Platz in der Naturheilkunde. Sie stärken traditionell das Herz und schützen vor Diabetes. Im Mittelalter diente Olive der Stärkung des Verdauungssystems, auch wurde sie bei Schlafstörungen eingesetzt.

Über die Herkunft des Olivenbaums besteht Unklarheit. Vermutlich stammt er aus dem Mittelmeerraum, wo zwei Drittel aller weltweit vorkommenden Bäume wachsen. Man zählt rund 1000 Olivenbaumarten und bei der Geschmacksvielfalt der Früchte gibt es ähnliche Feinheiten wie beim Weinanbau. Olivenbäume können einige Hundert Jahre alt und bis zu 20 Meter hoch werden. Übrigens werden Oliven immer noch überwiegend per Hand geerntet.

SO WIRKT DIE OLIVE

In der Naturmedizin werden zwei Produkte eingesetzt: die Olivenblätter und das Olivenöl. Während die Heilkraft des Olivenöls längst in aller Munde ist, sind die Blätter in der europäischen Naturmedizin wenig vertreten.

Die Blätter helfen erfolgreich bei Bluthochdruck, sind unter anderem entzündungshemmend und wirken gegen eine Vielzahl von Krankheitserregern. Der Tee wirkt bei Erkältungskrankheiten fiebersenkend und gehört genauso wie das Öl zur Alltagsmedizin. Populär sind auch Spülungen bei Blasenentzündungen oder Scheidenpilzinfektionen.

Das Olivenöl enthält rund 1000 aktive Stoffe und ist breitflächig anzuwenden. Herausragend ist die vorbeugende Wirkung bei Herzerkrankungen. Olivenöl senkt nachweisbar den Cholesterinspiegel. Das Öl hilft zudem bei Magen- und Darmproblemen. Äußerlich angewendet wirkt es bei Schmerzen aller Art wie Muskelkater und Prellungen, stabilisiert die Bandscheiben und die Wirbelsäulenmuskulatur. Das Öl bekämpft Entzündungen der Haut und Unreinheiten, außerdem desinfiziert es Wunden und lindert Falten.

Der Ölzweig als Symbol des Friedens

Bei den Olympischen Spielen im alten Athen war der Olivenzweig das Zeichen des Sieges. Im Alten Testament steht er für den Frieden und das ist bis heute so geblieben: Die Olivenzweige auf himmelblauem Grund der UNO-Flagge sind ein klassisches Friedenszeichen.

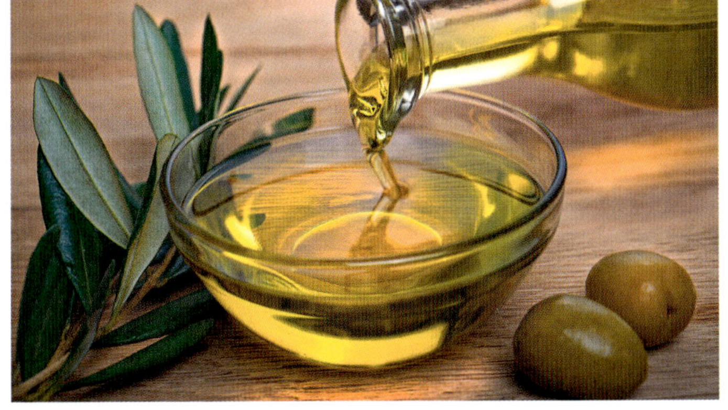

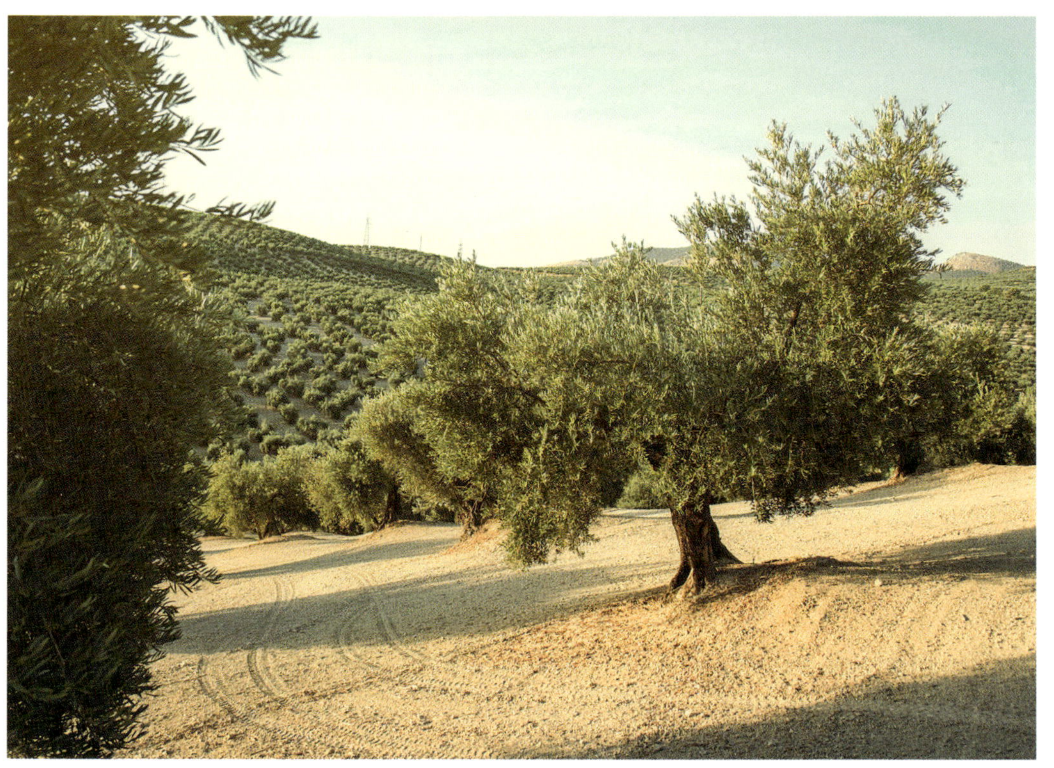

Wissenswert

Ein kleines Gläschen Olivenöl täglich auf nüchternen Magen getrunken ist ausgesprochen gesund. Es pflegt die Mundschleimhaut und den gesamten Magen-Darm-Trakt. Das Öl beugt Verstopfungen vor und sorgt für eine regelmäßige Verdauung. Dazu wirkt es entspannend und beruhigend und bereitet auf den Tag vor. Gönnen Sie sich den flüssigen Powerdrink gern auch mit einem Spritzer Saft sonnengelber Zitronen.

Mein Tipp

Wer den Geruch von Olivenöl nicht mag, kann duftende Essenzen zusetzen. Leicht erwärmt verstärkt sich die Wirkung.

Dies und das

Im Orient gilt das robuste Holz des Olivenbaums als kraft- und energiespendend. Menschen, die erschöpft und ausgelaugt sind, erhoffen sich durch die Berührung des Holzes neuen Schwung und eine erhöhte Widerstandskraft. Eine Pause im Schatten der ausladenden Baumkrone wirkt Wunder und ist lebensverlängernd. Der Mythos besagt, dass sich Lebenskraft und Lebensenergie des unverwüstlichen Baums auf den Menschen übertragen. Auch Sitzmöbel aus Olivenholz sind deshalb sehr begehrt.

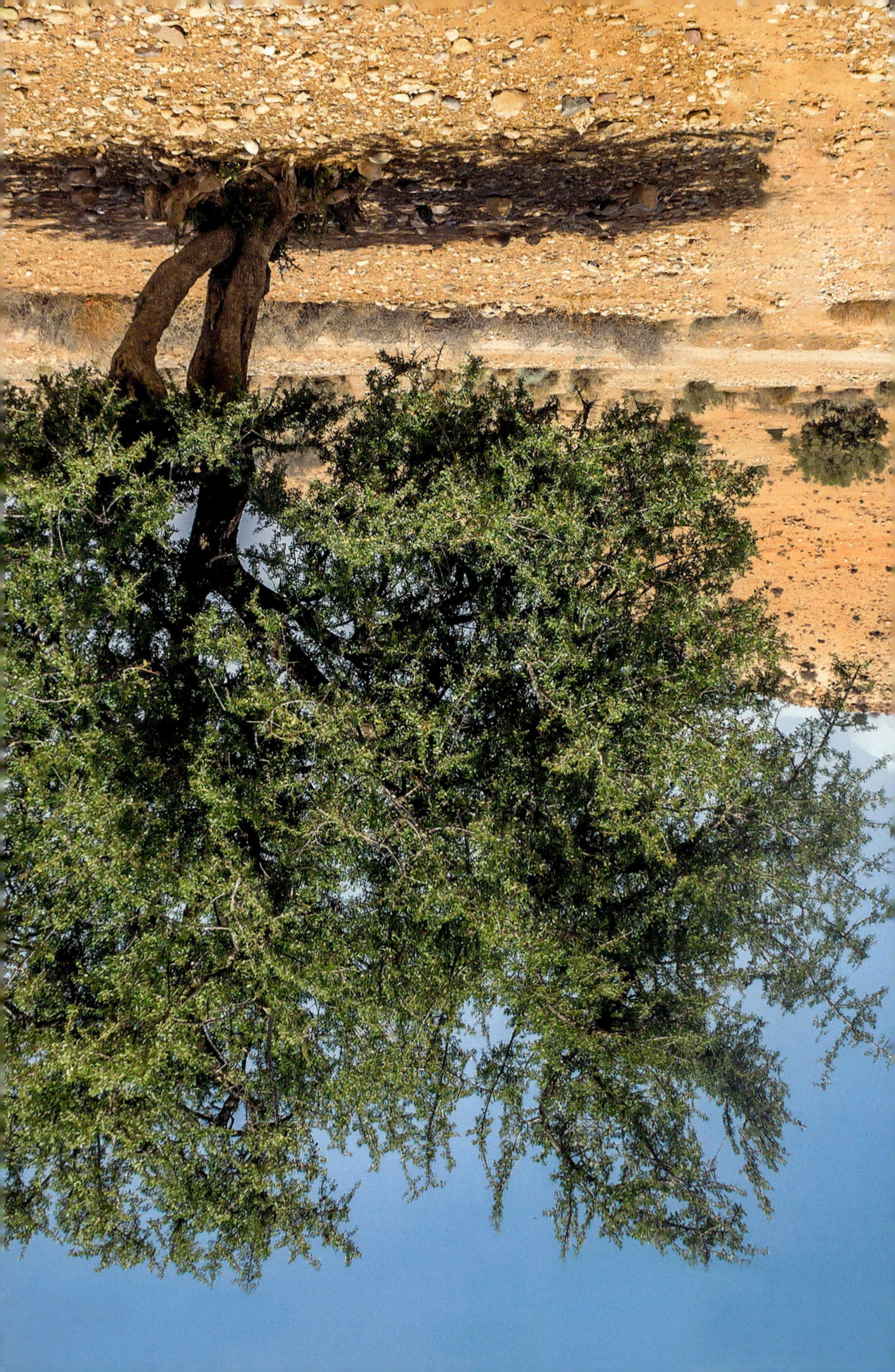

ARGANÖL

Das flüssige Gold vom Methusalembaum

Wieso habt ihr keine Falten?« An meine Frage erinnere ich mich noch genau. Damals hatte ich mich gerade im Süden Marokkos niedergelassen und lebte im Haus einer großen Berberfamilie. Besonders an den Frauen, die viel älter waren als ich, fiel mir die faltenfreie Haut auf. Sonne, ein arbeitsreiches Leben, kein Geld für teure Kosmetikprodukte, wie konnte das gehen? Ich war wirklich neugierig, welches Rezept sich hinter dem Aussehen verbarg. Die Antwort lautete kurz und einfach: Arganöl. Das berühmteste Öl Marokkos wird, in der ungerösteten Version, traditionell für die Hautpflege genutzt. Seitdem habe auch ich ein Fläschchen davon im Bad stehen und verwende das Öl für die Gesichtspflege. Zudem gönne ich mir regelmäßig eine Haarpackung damit.

Das kostbare Öl ist zudem sehr gesund und gilt als machtvolles Stärkungsmittel mit Allroundwirkung: Nachweisbar mindert es das Risiko von Herz-Kreislauf-Erkrankungen.

Geröstetes Arganöl schmeckt köstlich und gibt gerade Salaten eine exklusive nussige Note. Eine Spezialität bei uns im Dorf ist »Amlou«, eine braune Paste mit ähnlicher Konsistenz wie Erdnussbutter. Sie wird aus gemahlenen Mandeln, Arganöl und Honig gemischt und als Dip zum klassischen Fladenbrot gereicht. Wunderbar schmackhaft und gesund. Ein echter Geheimtipp!

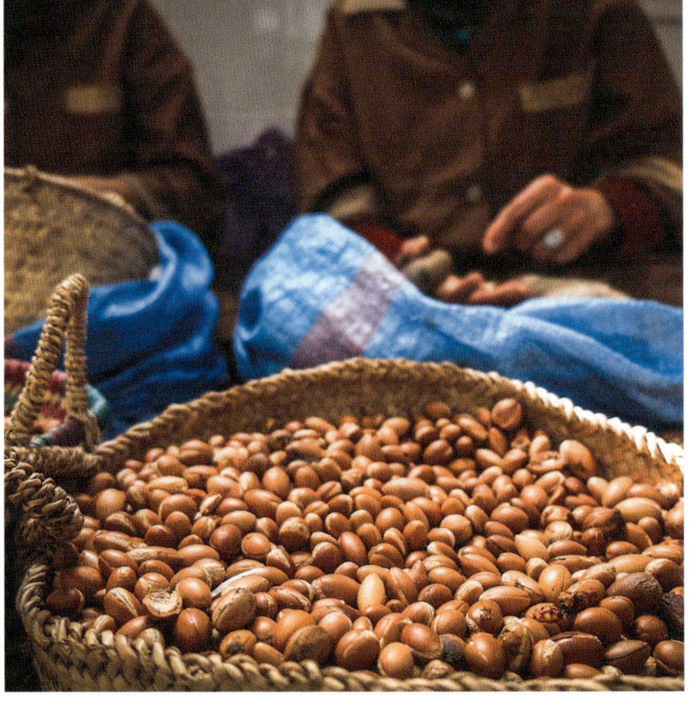

GESCHICHTE UND EIN BISSCHEN DRUM HERUM

Der Arganbaum gehört zu den ältesten Bäumen der Welt und wuchs früher im gesamten Mittelmeerraum. Heute ist das natürliche Vorkommen auf ein Gebiet im Südwesten Marokkos beschränkt, das unter dem Schutz der UNESCO steht. Die Berber nennen den Arganbaum »Baum des Lebens«, auch weil er eine wichtige Lebensgrundlage darstellt. Denn das aus seinen Früchten gewonnene Öl gilt als Rarität, begeistert Heilkundler, Gourmetköche und Beauty-Experten.

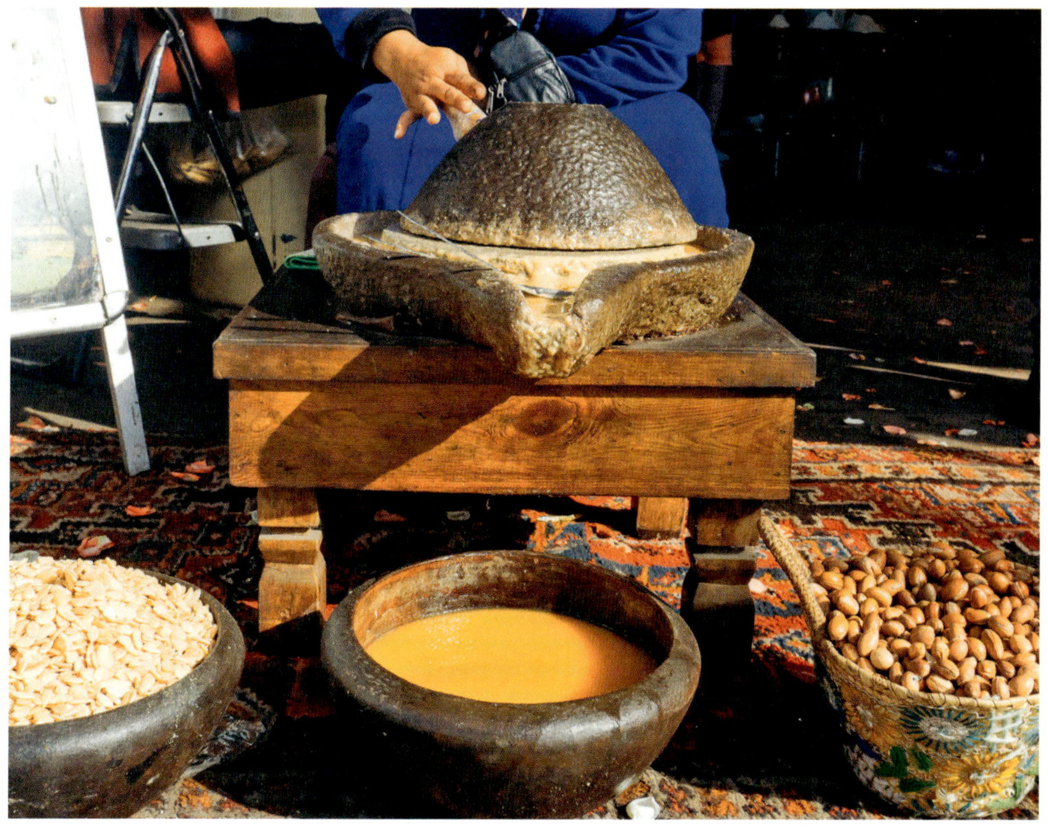

Die Herstellung des nach wie vor in Handarbeit gewonnenen Öls ist aufwendig. Da der Arganbaum stark stachelig ist, muss man warten, bis die reifen Früchte zwischen Juli und September abfallen. Die Früchte werden von den Berberfrauen gesammelt und dann mühsam weiterverarbeitet. Dabei schlägt man zunächst die Frucht auf, entfernt das Fruchtfleisch und entnimmt den Kern, die Arganmandel. Sie wird mit einem Stein aufgeklopft und die Samenplättchen werden entnommen. Diese werden, je nach Wunsch, direkt weiterverarbeitet oder angeröstet. Schließlich werden sie gemahlen, mit Wasser vermischt und geknetet, wodurch sich Öl herauslöst. Das Öl wird bis zu drei Mal gefiltert und die Pressmasse als Tierfutter verwendet. Für einen Liter Arganöl benötigt man 30 Kilogramm Früchte sowie mindestens sieben bis acht Stunden Handarbeit. Über den hohen Preis von bis zu 100 Euro pro Liter sollte man sich also nicht wundern.

SO WIRKT ARGANÖL

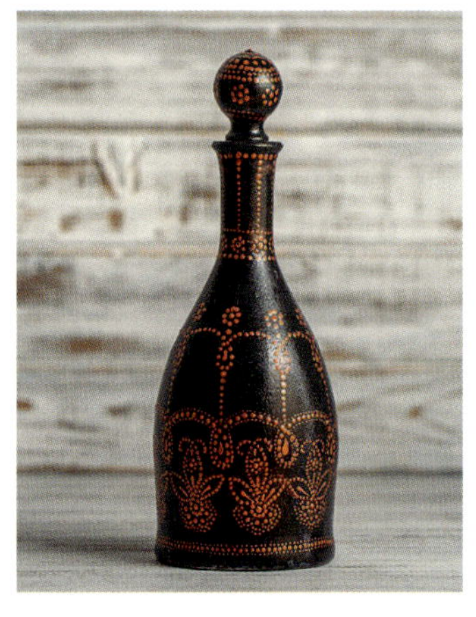

Arganöl hat eine immunstärkende Wirkung und wird in der Naturheilkunde breitflächig eingesetzt. Es beeinflusst positiv den Blutzuckerspiegel und wird deshalb Diabetikern empfohlen. Traditionell hält es die Verdauung im Gleichgewicht. Berberfrauen schätzen die lindernde Wirkung bei Wechseljahresbeschwerden. Überdies gilt Arganöl als unterstützend in der Krebsprävention. Äußerlich angewendet beugt Arganöl der Faltenbildung vor, mindert Narben und hilft bei der Vermeidung von Schwangerschaftsstreifen. Regelmäßig in die Oberschenkelhaut massiert, mindert es die unansehnlichen Cellulitedellen. Arganöl lindert Juckreiz und unterstützt die Heilung von Ekzemen und Neurodermitis. Nicht zuletzt schützt es die Haut vor UV-Strahlen. In der Schönheitspflege ist das Öl als Haarpflegemittel beliebt und entfernt Schuppen.

Wissenswert

Die Berber nutzen das Öl des »Baums des Lebens«, ähnlich wie Oliven- und Schwarzkümmelöl, traditionell als Heilmittel und für die Kosmetik. Und sie leben vom Verkauf. Mehr als zwei Millionen Menschen sind direkt von der Arganölproduktion abhängig. Achtung: Sehr günstiges Arganöl ist in der Regel nicht rein, sondern mit anderen Ölsorten gemischt.

Mein Tipp

Das Öl aus ungerösteten Samen empfiehlt sich für die Schönheitspflege, da es geschmacksneutral ist. In der kalten Küche kommt besser Öl aus gerösteten Samen zum Einsatz. Arganöl ist ein reines Naturprodukt und hat keinerlei Nebenwirkungen. Trotzdem sollten Nussallergiker vorsichtig sein.

Dies und das

Der Arganbaum ist gewaltig: Er wird bis zu 12 Meter hoch, sein Kronendurchmesser kann 15 Meter erreichen. Er verträgt Temperaturen von über 50 Grad Celsius. Im Schnitt werden die Bäume 200 Jahre alt. Es gibt aber auch 400 Jahre alte Exemplare. Der Arganbaum eignet sich übrigens auch als Kübelpflanze und kann aus einem Samen gezogen werden. Bestimmt ein hübsches Reiseandenken – für viele Jahre.

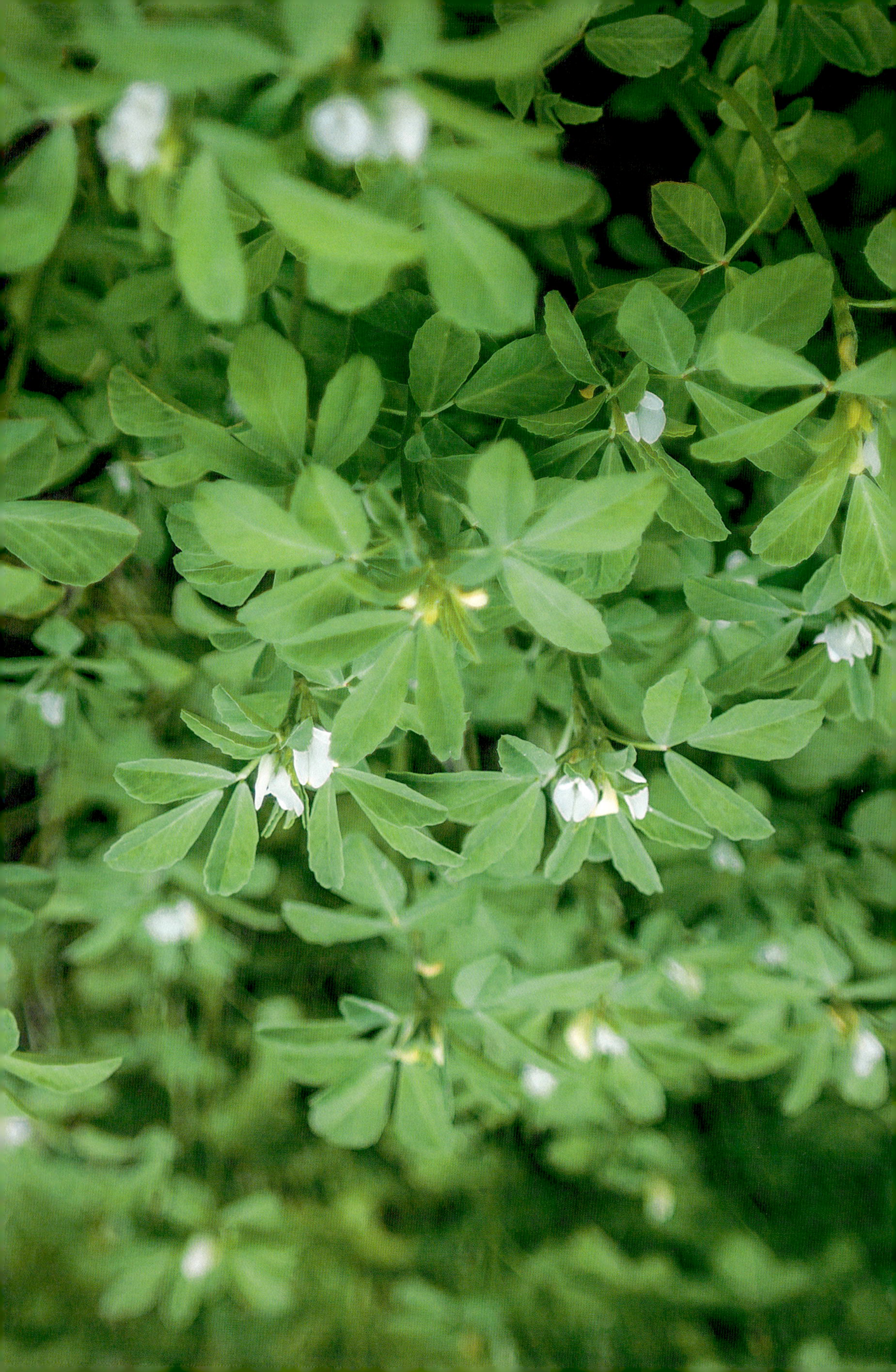

BOCKSHORNKLEE

Beeindruckende Heilkraft mit großer Zukunft

Bockshornklee habe ich zum ersten Mal bei Berberfreunden in der Nähe meines Dorfes gesehen. Damals hatte ich gerade auf meinem Grundstück mit dem Safrananbau begonnen und fühlte mich ziemlich ausgelaugt. Einer der Berber schenkte mir ein Beutelchen mit den in der Sonne gerösteten eckigen Samen und meinte, dass sie mir guttun würden. Den etwas asiatisch anmutenden Geschmack mochte ich und ich spürte, dass mich die Samen wirklich stärkten. Daraufhin habe ich mir die Pflanze besorgt.

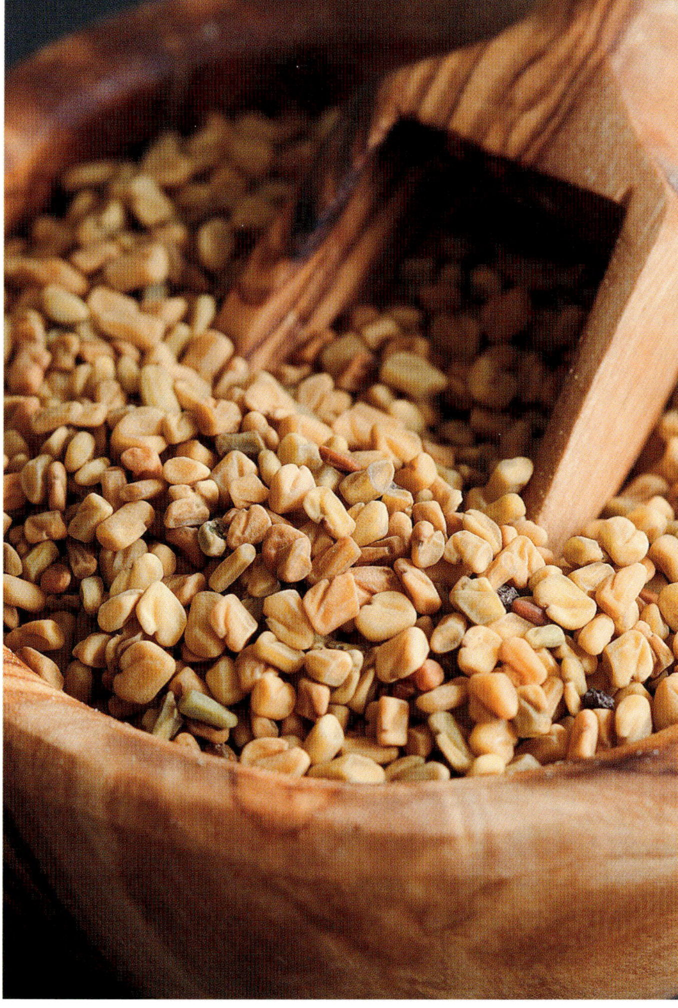

GESCHICHTE UND EIN BISSCHEN DRUM HERUM

Bockshornklee ist ein weiterer Tausendsassa unter den Gewürzen und vielseitig anwendbar. Genutzt wird der getrocknete hornförmige Samen. Die zarte Pflanze stammt ursprünglich aus Asien, verbreitete sich aber schnell im ganzen Mittelmeerraum, weil der Samen so vielseitig einsetzbar ist. Er wird frisch gegessen oder gekocht, als Heilmittel verwendet oder als Viehfutter genutzt.

Auch in Europa war der Bockshornklee lange populär. Kräuterpfarrer Kneipp empfahl Umschläge mit einer Bockshornkleepaste bei vielen Hauterkrankungen. Obwohl sie unkompliziert wächst und leicht anwendbar ist, geriet die wirksame Pflanze aber wieder in Vergessenheit. Vermutlich liegt es am etwas curryähnlichen Geschmack. Im Orient

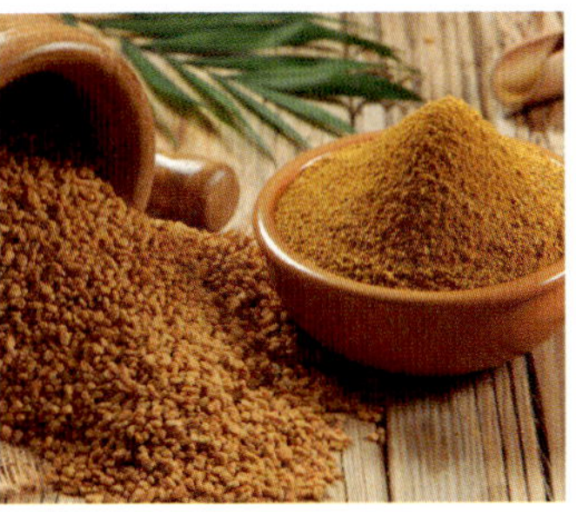

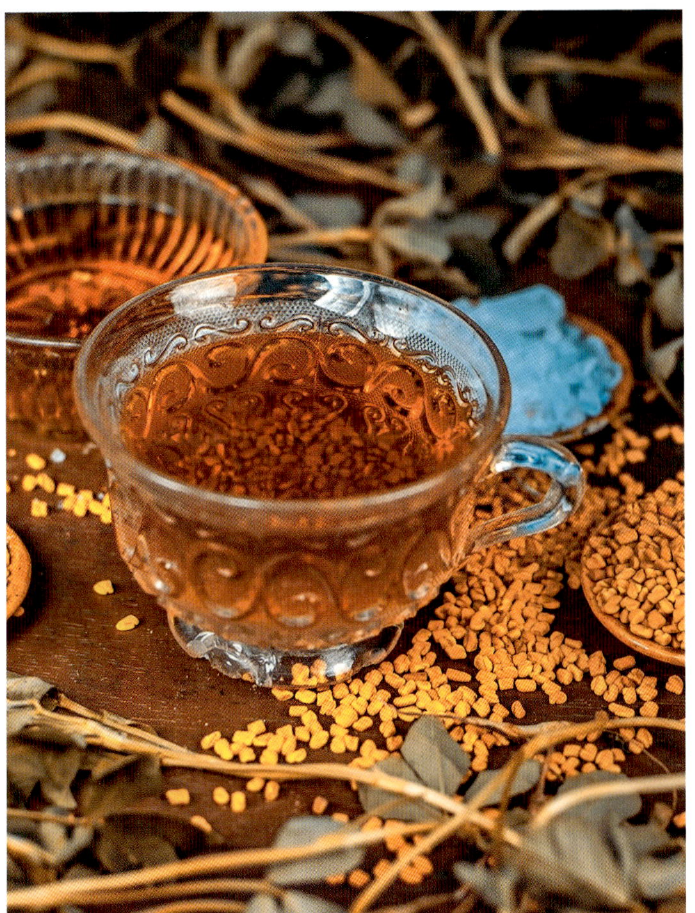

werden die Samen gern pur gegessen oder zu Pulver verarbeitet Gewürzpasten hinzugefügt.

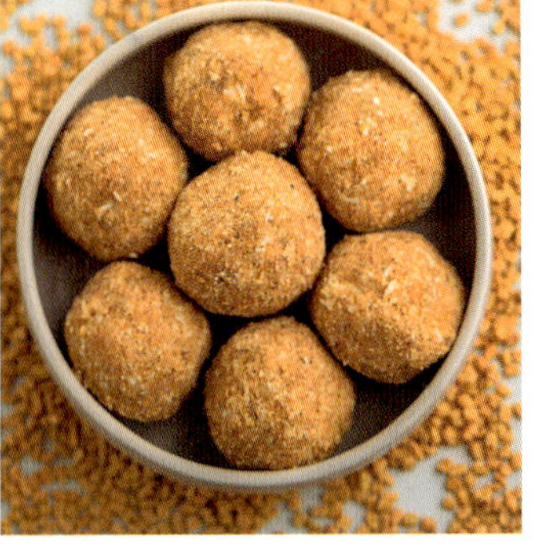

SO WIRKT BOCKSHORNKLEE

Bockshornklee kann bei vielen Krankheiten lindernd eingesetzt werden. Er wirkt, äußerlich angewandt, bei Entzündungen der Haut und bei chronischen und akuten Gelenkerkrankungen. Auch zum Gurgeln bei Halsschmerzen eignet er sich gut. Durch seine blutzuckersenkende Wirkung ist er nachweisbar hilfreich bei der Diabetesbehandlung und wird gern als Sud getrunken. Darüber hinaus wirkt er cholesterinsenkend und unterstützt den Kreislauf. Im Orient gilt Bockshornkleetee als Stärkungsmittel in der Rekonvaleszenz.

Wissenswert
Schon in der Antike nutzte man Bockshornklee als natürliches Haarwuchsmittel bzw. vorbeugend gegen Haarausfall. Dazu wurde der pulverisierte Samen mit Ziegenmilch zu einer Paste verrührt und über Nacht aufgetragen.

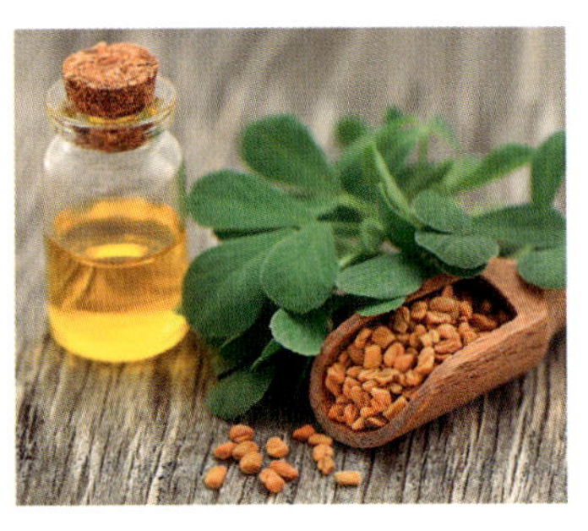

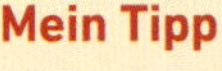

Mein Tipp
Für einen gesunden Sud 2 Teelöffel Bockshornkleesamen grob mörsern, mit kaltem Wasser übergießen, 2 Stunden ziehen lassen, dann zum Kochen bringen und nach einer weiteren Stunde abseihen. Der Sud kann dreimal täglich zu den Mahlzeiten heiß als Tee getrunken werden.

Dies und das
Besonders lecker schmecken die Bockshornkleesamen, wenn man sie vor dem Vermahlen kurz in einer Pfanne anröstet. Dabei entwickelt sich ein nussig-aromatischer Geschmack. Bereits gemahlenen Bockshornklee sollte man nicht rösten. Er wird dadurch bitter.
Achtung: Schwangere sollten auf Bockshornklee verzichten!

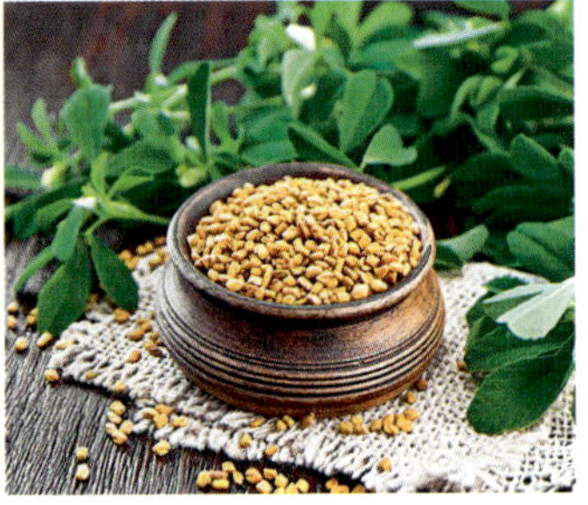

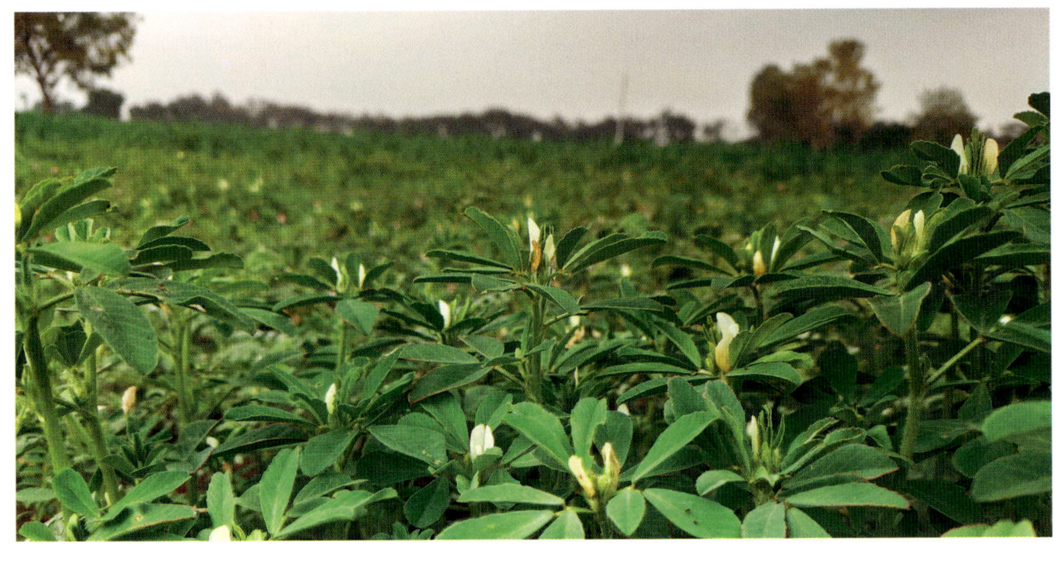

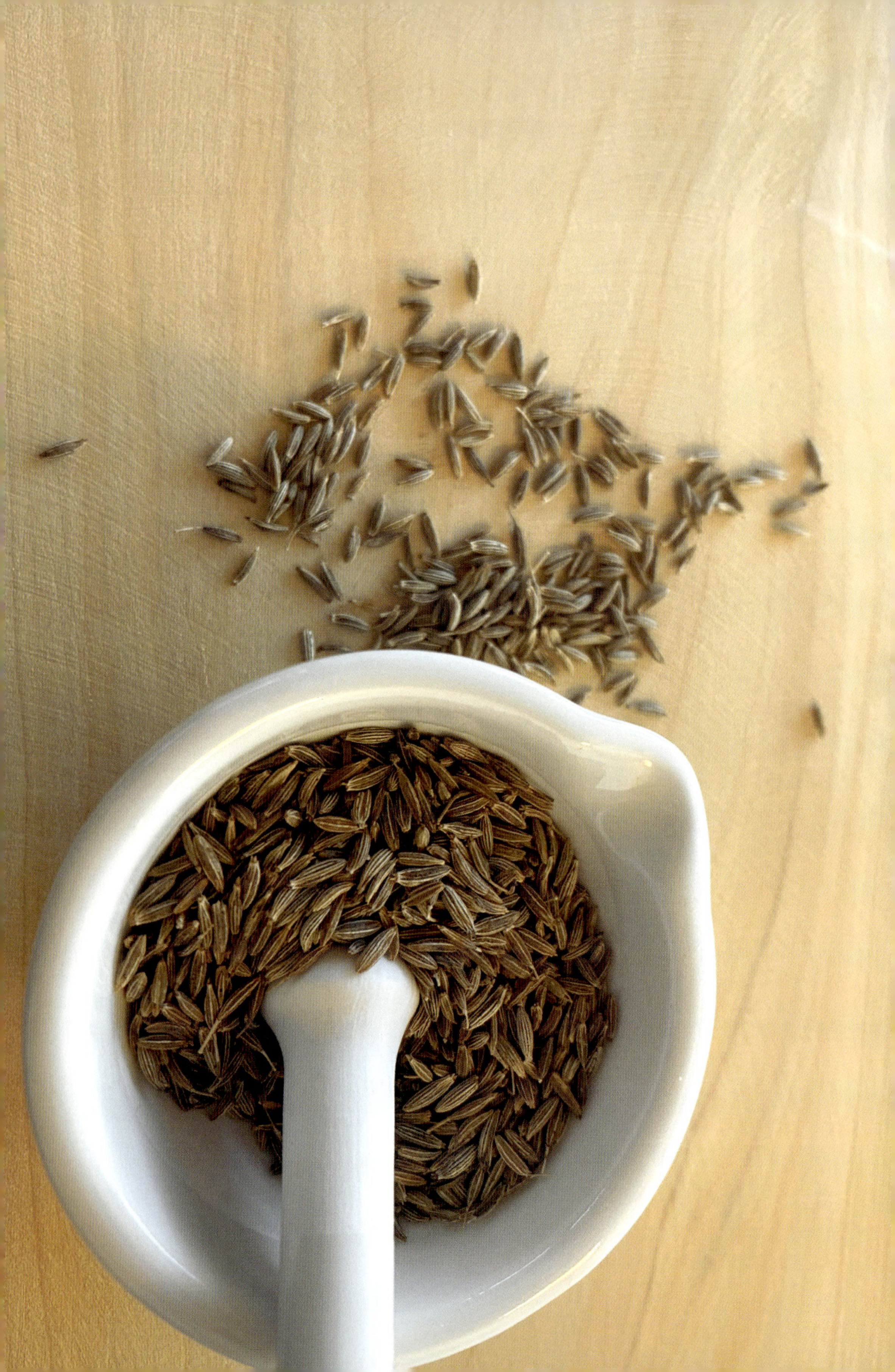

KREUZKÜMMEL

Der jahrtausendealte Hauch des Orients

Kreuzkümmel macht stark wie ein Kamel«, sagte mir vor vielen Jahren Abdul Latif, ein Heiler auf dem berühmten Markt Tahanout, der 30 Kilometer von meiner Farm entfernt liegt. Das machte mich natürlich neugierig, und als ich meine Angestellten wenig später dazu befragte, bestätigten sie die kraftspendende Wirkung. Da Kreuzkümmel zudem lecker schmeckt und angenehm duftet, ist er eines meiner Lieblingsgewürze.

Kreuzkümmel ist ein Star im Orient und gehört zur selben Pflanzenfamilie wie der in Europa populäre Kümmel. Den Namen hat die Pflanze von der kreuzförmigen Anordnung der Blätter. Kreuzkümmel wie auch Kümmel sind Samen (botanisch korrekt eigentlich Früchte). Allerdings ist der Kreuzkümmel wesentlich heller als der normale Kümmel und hat auch einen völlig anderen Geschmack. Aus typischen Gerichten wie Couscous, Hummus und Falafel ist Kreuzkümmel nicht wegzudenken.

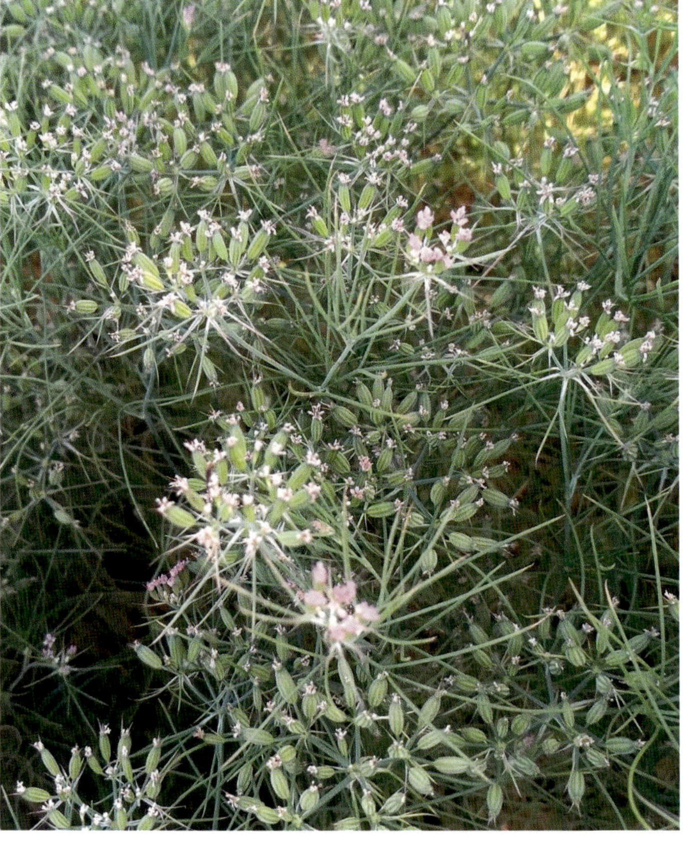

GESCHICHTE UND EIN BISSCHEN DRUM HERUM

Kreuzkümmel, vielen auch bekannt als Kumin, hat im Orient eine lange Tradition. Er gilt als eines der ältesten Würz- und Heilmittel der Welt. Über seinen Ursprung wird allerdings gerätselt, vermutlich liegt er in Ägypten. In Asien ist Kreuzkümmel, ebenfalls wie in der arabischen Welt, eine bedeutende Medizinpflanze.

SO WIRKT KREUZKÜMMEL

Kreuzkümmel regt die Verdauung an, lindert Krämpfe, Völlegefühl und Blähungen. Im Orient wird er zur Körperreinigung genutzt, hilft also beim Entschlacken und Entgiften. Zur Anwendung müssen die Samen in der Pfanne geröstet, abgekühlt und anschließend gemahlen werden. Das Pulver, gemischt mit Wasser und Honig, soll auf nüchternen Magen genommen werden.

Im Orient wird Kreuzkümmel zur Osteoporose-Vorbeugung eingesetzt und unterstützt beim Abnehmen. Schon ein Teelöffel Kreuzkümmel täglich hilft spürbar, Gewicht zu reduzieren. Das Kauen der Früchte wirkt gegen Mundgeruch, auch nach dem Genuss von Knoblauch oder Zwiebel. Das Öl eignet sich zur äußerlichen Anwendung bei Hautproblemen wie Neurodermitis und Juckreiz. Bei Bauchkrämpfen und Gelenkschmerzen wird es einmassiert. Empfohlen wird ein Bad mit Kreuzkümmelsud und einem Schuss Honig.

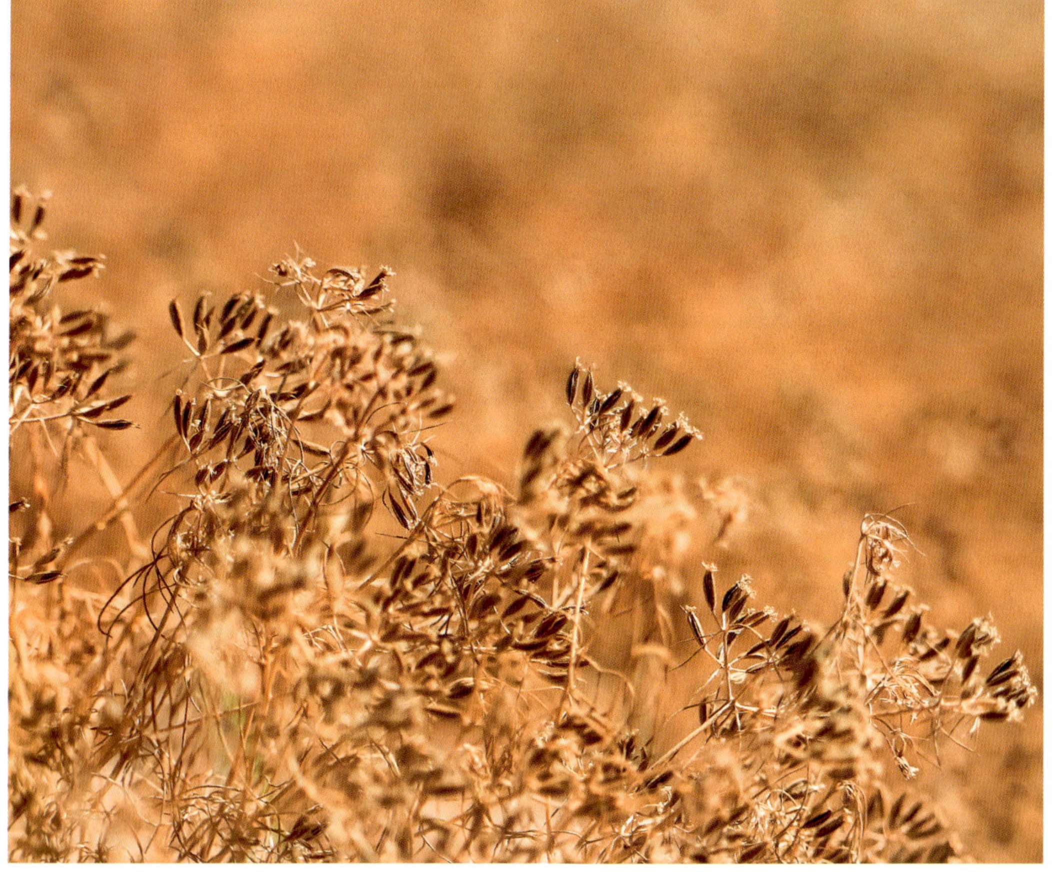

Wissenswert

Man sollte stets ganzen Kreuzkümmel kaufen und aufbewahren und ihn erst bei Bedarf mahlen. Denn im gemahlenen Zustand verflüchtigen sich die ätherischen Öle, die Heilwirkung und der Geschmack recht schnell.

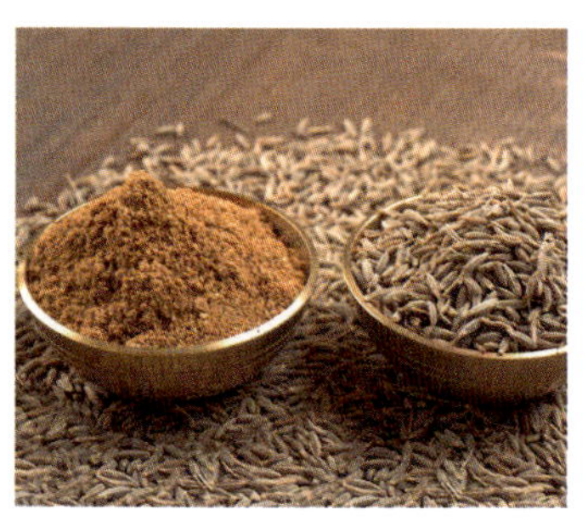

Mein Tipp

Meine persönliche Krafttee-Mischung: ½ Teelöffel Kreuzkümmel in einen Topf mit 250 Milliliter Wasser geben und vorsichtig zum Kochen bringen. 10 Minuten zugedeckt köcheln lassen, anschließend die Früchte abseihen und etwas Safran und Honig dazugeben. Den Tee über den Tag verteilt trinken, am besten auf nüchternen Magen.

Dies und das

Kreuzkümmel soll die Zufriedenheit stärken. Regelmäßig zwischendurch geknabbert, wirkt das Gewürz ausgleichend und belebend und es bringt laut den Beduinen inneren Frieden.

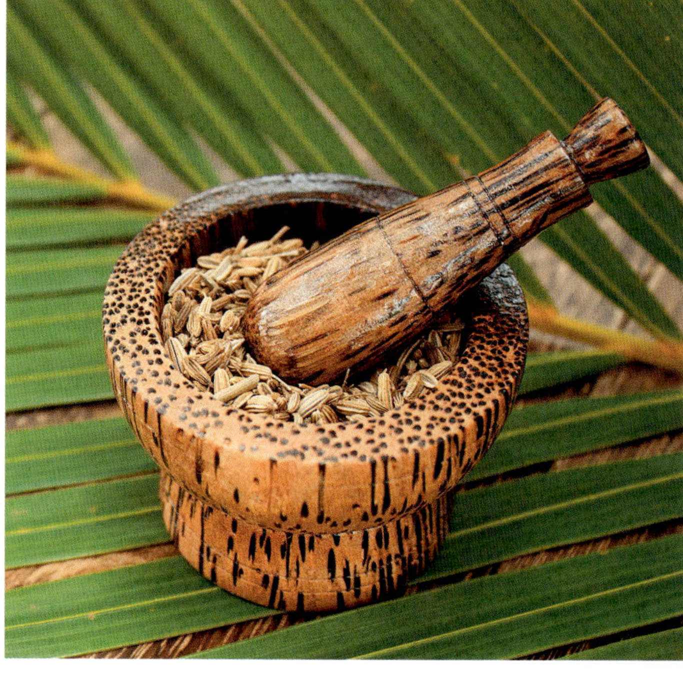

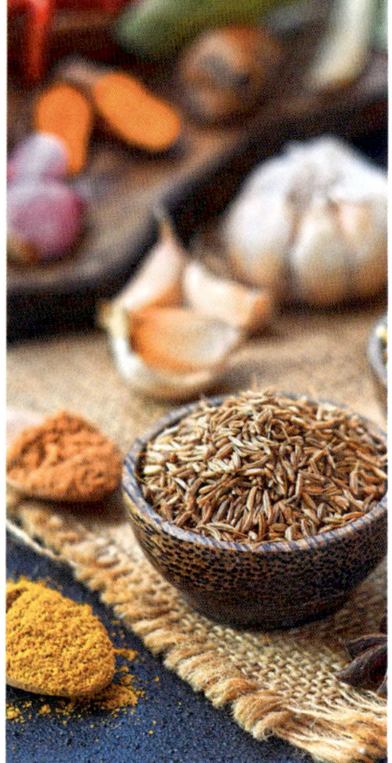

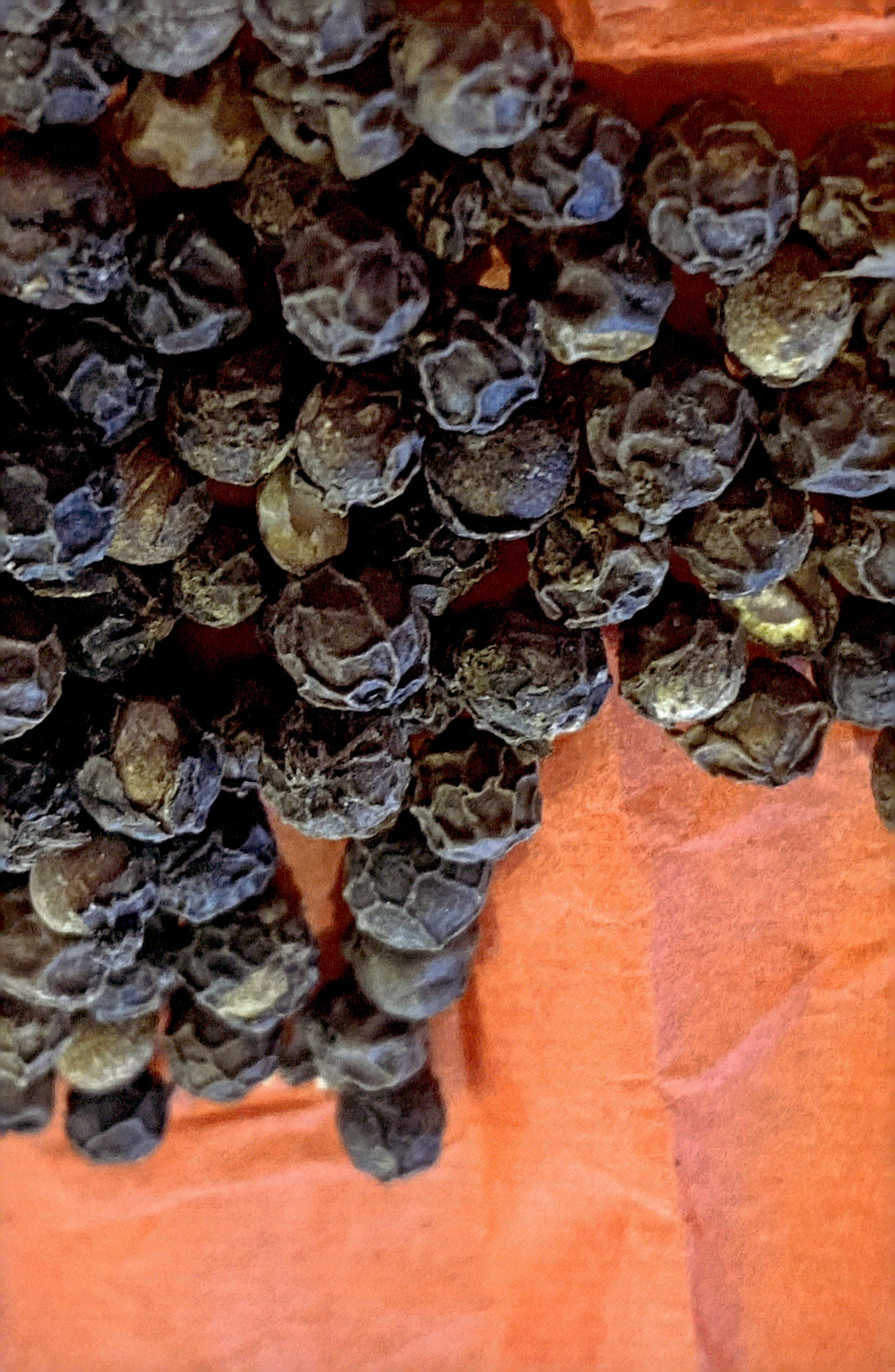

PFEFFER

Sagenumwoben und ein gesunder Scharfmacher

Pfefferpasten haben mich schon mehrmals wieder auf die Beine gebracht. Vor allem bei einem Hexenschuss schwöre ich auf meine ganz spezielle Pfeffersalbe: Ich nehme Honig, meine fertige Kräuterteemischung und gebe Pfeffer dazu, der die Haut stimuliert und für wohltuende Wärme sorgt. So bin ich auch nach einem anstrengenden Tag mit vielen Gästen schnell wieder fit.

GESCHICHTE UND EIN BISSCHEN DRUM HERUM

Die mehrere Meter hoch wachsende Pfefferpflanze stammt ursprünglich aus Indien. Der Spruch »Geh dahin, wo der Pfeffer wächst« schickt uns aber heute in die ganze Welt. Denn durch die Kolonialisierung wurde Pfeffer überall bekannt und auch angebaut. Seine Samenkörner waren einst so wertvoll, dass sie zeitweise mit Gold aufgewogen wurden. Die Redewendung von »gepfefferten Preisen« fußt darauf. Seine Popularität verdankt Pfeffer in erster Linie der Würzkraft. Pfeffer gibt Gerichten den berühmten »letzten Pfiff«. Im Orient und in Asien sind die kleinen Körnchen, unreif und getrocknet, aber traditionell auch als Heilpflanze sehr beliebt.

SO WIRKT PFEFFER

Die im Pfeffer enthaltene Schärfe wirkt wie ein Aufputschmittel und bringt den Organismus auf Trab, kurbelt die körpereigene Produktion von Endorphinen an, den Glückshormonen. Deshalb macht scharf glücklich und man kann mit Pfeffer Depressionen lindern. Pfeffer beschleunigt die Produktion der Verdauungssäfte und macht so den Stoffwechsel munter. Die Berber sprechen von einem »Verdauungsbrand«. Insgesamt gilt Pfeffer innerlich angewendet als wichtiger Immunstabilisator. In Tee hilft er hervorragend bei Erkältungskrankheiten wie Husten und Bronchitis.

Wissenswert
Ob schwarz, rot, grün oder weiß, Pfeffer stammt immer von derselben exotischen Kletterpflanze ab. Die Farbe hängt von der Erntezeit und der Verarbeitung ab. Doch wie so oft in der Naturheilkunde hilft auch bei Pfeffer viel nicht unbedingt mehr. Man sollte sparsam mit ihm umgehen, um Reizungen zu vermeiden.

Mein Tipp
Ätherisches Pfefferöl in einer Duftlampe verdampfen. Das schützt vor Müdigkeit und Konzentrationsmangel. Ideal vor Prüfungen oder wichtigen Terminen!

Dies und das
Grüner Pfeffer gilt als Geheimwaffe bei Erkältungskrankheiten. Alle vier Stunden jeweils drei Körner langsam zerkauen. Keine Sorge: Sie schmecken kaum scharf.

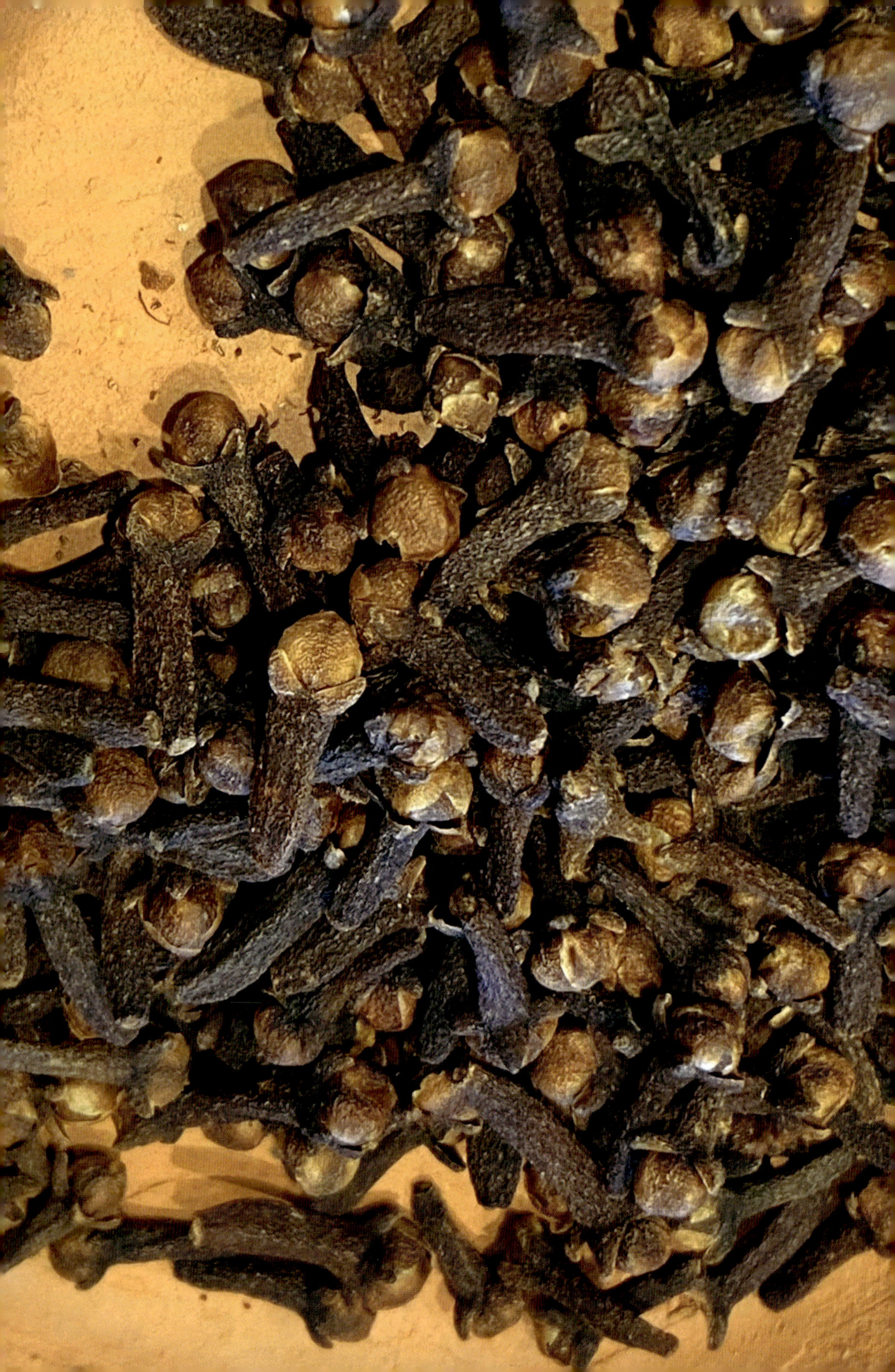

GEWÜRZNELKEN

Feine Knospen mit heilender Rundumwirkung

Gewürznelken sind bei den Berberfamilien immer griffbereit. Grund ist ihre stark entzündungshemmende Wirkung. In den Wintermonaten dienen Gewürznelken sozusagen als Notfall-Kit bei Husten und Heiserkeit.

GESCHICHTE UND EIN BISSCHEN DRUM HERUM

Gewürznelken sind die getrockneten Blütenknospen des Gewürznelkenbaums. Dieser immergrüne Baum kann eine Höhe von über zehn Metern erreichen. Er stammt ursprünglich von den Molukken. Bereits in der Antike brachten arabische Händler Gewürznelken nach Rom. Richtig populär wurden sie aber erst im Mittelalter. Knapp 200 Jahre hatten die Niederländer darauf ein Handelsmonopol, was die Preise des Gewürzes künstlich in die Höhe trieb. Heute werden Gewürznelken weltweit angebaut. Die Knospen werden nach der Ernte kurz in heißes Wasser getaucht und anschließend auf Matten durch Luft und Sonne getrocknet.

SO WIRKEN GEWÜRZNELKEN

Gewürznelken haben, als getrocknete Blütenknospen oder als aus den Knospen gewonnenes Nelkenöl, eine stark desinfizierende Wirkung. Darüber hinaus wirken die Inhaltsstoffe schmerzlindernd. Das Gute: Gewürznelken mildern den Schmerz und gehen gleichzeitig gegen die Erreger vor.

Am beliebtesten ist die Anwendung von Gewürznelken bei Zahnschmerzen und Entzündungen in Mund und Rachen. Dazu empfiehlt sich ein Gewürznelkenaufguss: diesen einfach einige Minuten im Mund behalten bzw. bei Husten und Heiserkeit damit gurgeln und ausspucken.

Wer es ganz eilig hat, kann die Gewürznelke direkt lutschen oder kauen, was bei einem Beduinenvolk wie den Berbern traditionell gut ankommt.

Das Nelkenöl wird bei Übelkeit und gegen Brechreiz eingesetzt. Auch ein Teelöffel Gewürznelkenaufguss soll bei Übelkeit Wunder wirken.

Wissenswert

So stellen Sie einen Gewürznelkenaufguss her: 1 Teelöffel Gewürznelken im Mörser grob zerstampfen und mit 1 Tasse heißem Wasser aufgießen. 10 Minuten ziehen lassen, abseihen, fertig!

Dies und das

Gewürznelken sind essbar, die Stiele entwickeln beim Kauen jedoch einen sehr bitteren Geschmack. Die Köpfchen der Gewürznelken wiederum besitzen eine milde, feine und pikante Note. In manchen Gerichten werden daher nur die Köpfe verwendet, die man problemlos mitessen kann.

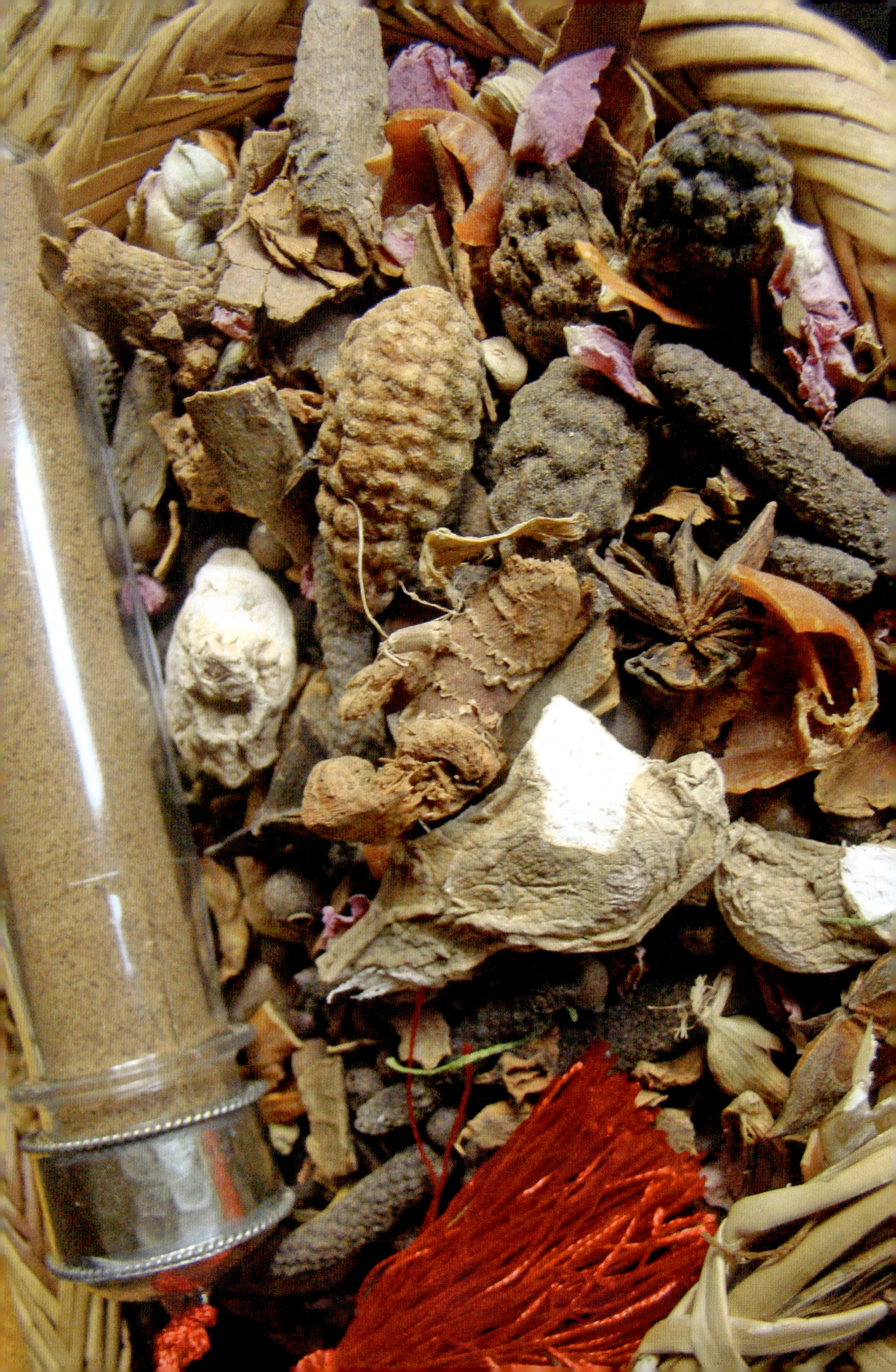

ZWEI ORIENTMISCHUNGEN, DIE ES IN SICH HABEN

Viele Köche verderben den Brei«, sagen wir in Europa. Auf den Orient ist das nicht übertragbar. Da hier viel gesprochen und wenig geschrieben wird, gibt es häufig ganz individuelle Gewürzkompositionen. Sie werden von Generation zu Generation weitergegeben und immer wieder etwas abgewandelt. Das Ergebnis sind lecker schmeckende, prächtige Gewürzmischungen, von denen ich Ihnen zwei unbedingt ans Herz legen möchte.

RAS EL-HANOUT

Der Geschmack von Ras el-Hanout, der wohl bekanntesten Gewürzmischung des Orients, ist nicht zu beschreiben. Er umfasst alles: scharfe und milde, bittere und blumige, würzige und intensive Aromen.

Ras bedeutet im Arabischen »Kopf« und *el-Hanout* »der Laden«. *Ras el-Hanout* heißt frei übersetzt so viel wie »Kopf des Ladens« oder »Chef des Ladens«. Und so vielfältig wie die Oberhäupter der Gewürzhandlungen, Haushalte und Restaurants sind auch die Rezepte, die sie kreieren. Dazu kommen natürlich regionale Unterschiede und viele Familien haben traditionell ihre eigene, im Laufe der Jahre bewährte Gewürzmischung, je nach Geschmack, je nach Vorliebe.

Rosenknospen geben eine blumige Note, Kreuzkümmel eine würzige, Zimt eine exotische. Pfeffer bringt Schärfe und Paprika Süße. Erlaubt ist, was gefällt bzw. schmeckt, und Kreieren macht Spaß. Die Kombinationsmöglichkeiten sind unbegrenzt, die Einsatzmöglichkeiten auch. Bis zu 30 verschiedene Gewürze sind dabei, in unterschiedlicher Aufteilung und Intensität bringen sie die ganz große Geschmackstiefe und das ganz große Gaumenerlebnis. Wichtig ist, dass kein Gewürz den Geschmack dominiert. Das würde die Fülle des Genusses beeinträchtigen.

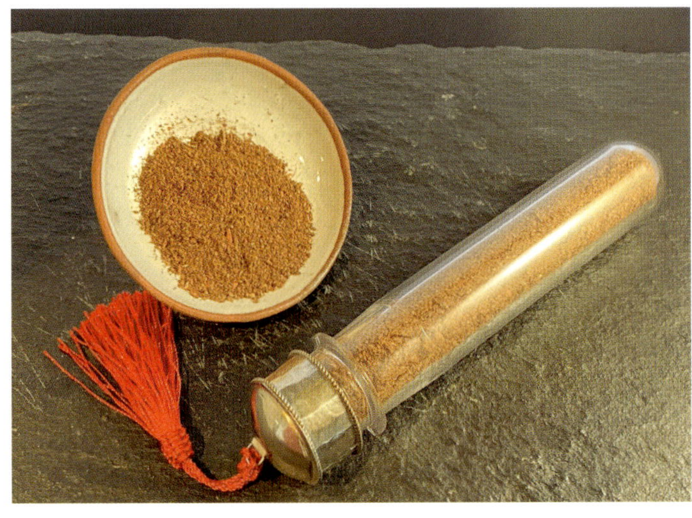

Wissenswert

So viel geballte Würzkraft schmeckt nicht nur gut, sondern wirkt auch. Für die Berber ist die Krönung der orientalischen Würzkunst auch ein beliebtes Heilmittel. Eine Messerspitze Ras el-Hanout im Tee wärmt im Winter Körper und Seele und bringt die Lebensgeister auf Trab. Im Sommer schützt sie vor Erschöpfung. Mein Brunnerbauer Arib schwört auf Ras el-Hanout bei Verletzungen und streut es üppig ins Essen, damit Wunden schneller heilen.

Mein Tipp

Wer Ras el-Hanout einmal ausprobieren möchte, kann zu einer Fertigmischung greifen, die es überall zu kaufen gibt. Bitte auf Bioqualität achten!

Dies und das

Bei Eigenkreationen gilt es, ein bisschen zu experimentieren und einfach mal auszuprobieren. Mein Tipp: nicht unter 15 Gewürzen bleiben. Die Vielfalt macht den Reiz. Alternativ peppt man fertige Mischungen mit Gewürzen der eigenen Wahl geschmacklich auf und individualisiert sie so perfekt. Das fertige Pulver hält sich in einer luftdichten Dose viele Monate. Übrigens eine hübsche Geschenkidee für viele Orientliebhaber!

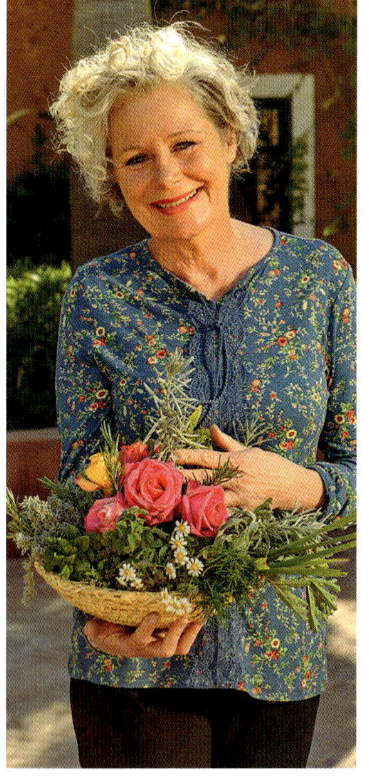

TEEMISCHUNG »PARADIS DU SAFRAN«

Ähnlich vielfältig wie Ras el-Hanout ist die Teekultur in Marokko. Neben dem großen Klassiker, dem berühmten Minztee, sind individuelle Mischungen beliebt. Auch hier gilt: Gut ist, was schmeckt und wirkt.

Wer Berberfamilien besucht, kommt auch schnell in den Genuss der wohltuenden Familienrezepte. Jeder hat seine ganz spezielle Mischung parat, die gezielt genutzt wird, natürlich wieder auf Basis alter Traditionen.

Das brachte mich auf die Idee, einen eigenen Paradis-du-Safran-Tee zu kreieren. Der Weg dahin war gar nicht so leicht. Aber ich habe mir Hilfe gesucht, mich mit einigen Berberfrauen zusammengesetzt und mir erst intensiv ihr Kräuterwissen erklären lassen, später gemeinsam mit ihnen am Mischungsverhältnis gearbeitet. Ich hatte meine vielen Gäste vor Augen, die häufig mental gestresst sind, wenn sie zu uns kommen. Ich wollte für sie einen Stärkungstee, einen Tee, der erschöpfte Menschen wieder auf die Beine bringt, zugleich lecker schmeckt und Lust macht auf mehr. Das Ergebnis ist eine Komposition der zehn für mich wirkungsvollsten und aromatischsten Kräuter und dazu natürlich Safran, mein Lieblingsgewürz – so pfiffig zusammengestellt,

dass ich noch niemanden getroffen habe, der meinen Tee nicht mochte.
Mein genaues Paradiesrezept verrate ich zwar nicht, das ist alte Tradition. Doch ich nenne Ihnen hier, welche Kräuter dabei sind. Natürlich direkt aus meinem Garten, geerntet von den Berberfrauen und getrocknet in der marokkanischen Sonne. Die Frauen lieben den Tee übrigens auch!

Mein Powertee als Basismischung

Je 1 Teelöffel der folgenden Kräuter benötigen Sie: Marokkanische Minze, Duftgeranie, Lavendel, Thymian, Rosmarin, Salbei, Zitronengras, Eisenkraut, Wermut, Majoran, Safran.
Alles vermischen, trocknen und in einer großen Dose aufbewahren. Für eine Tasse Tee 1 Teelöffel von der Mischung mit heißem, nicht kochendem Wasser aufgießen, 5 Minuten ziehen lassen und genießen!

Mein Tipp
Schaffen Sie sich eine eigene Tradition und stellen Sie sich den Tee zusammen, den Sie für sich brauchen. Sinnvoll ist es, die wichtigsten Wirksamkeiten aufzulisten und eine individuelle Komposition auf dem Papier zusammenzustellen. Später können Sie geschmacklich daran feilen. Finden Sie heraus, was Ihnen guttut, und machen Sie das Rezept zu einer Tradition – ganz im Sinne der feinen aromatischen und wirkungsvollen Berber-Teekultur.

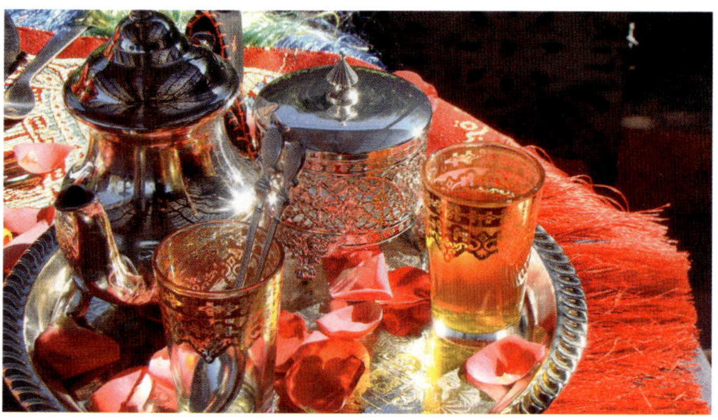

Wer keine Wunder versteht, versteht auch keine langen Erklärungen.
Arabisches Sprichwort

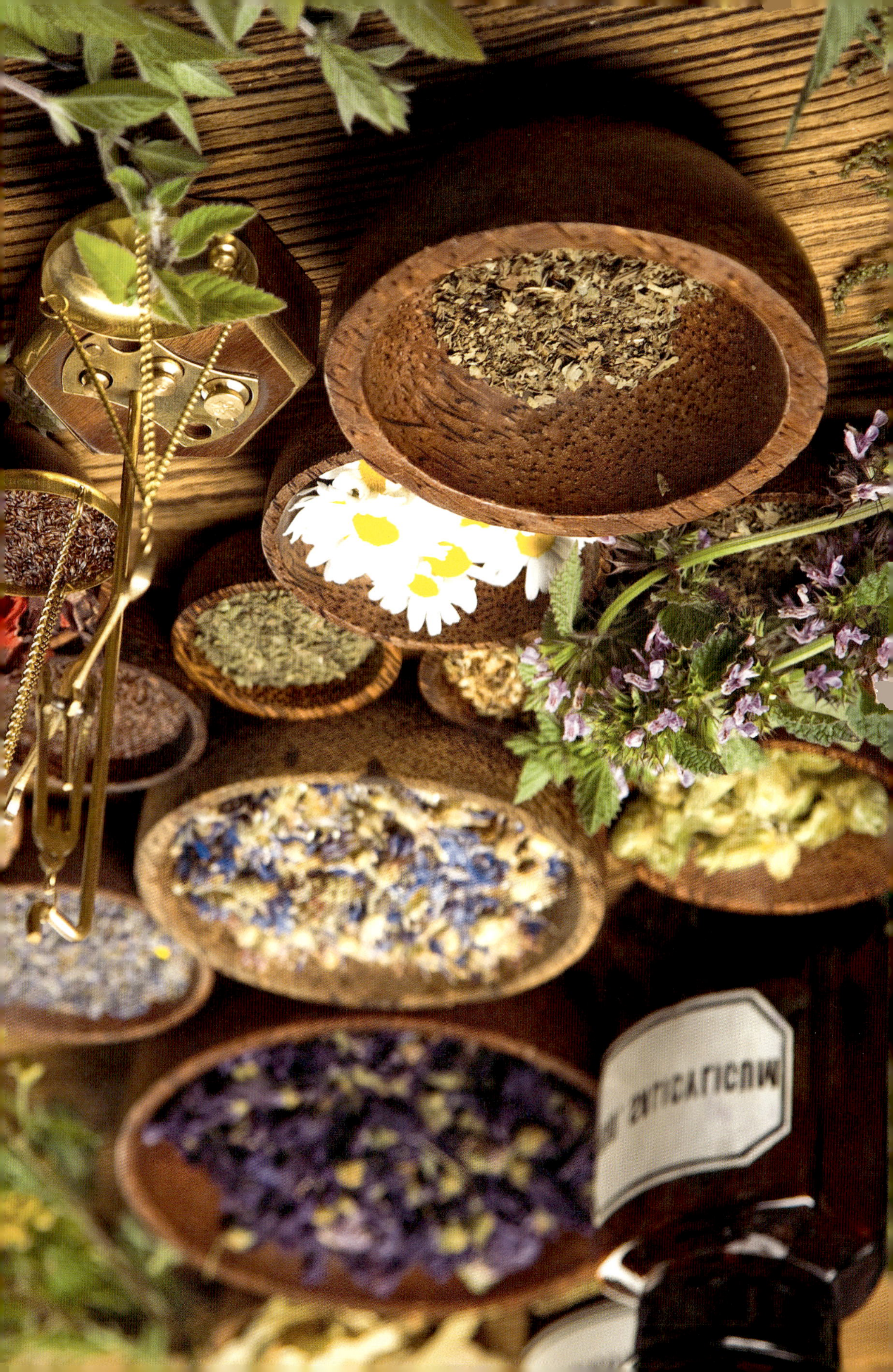

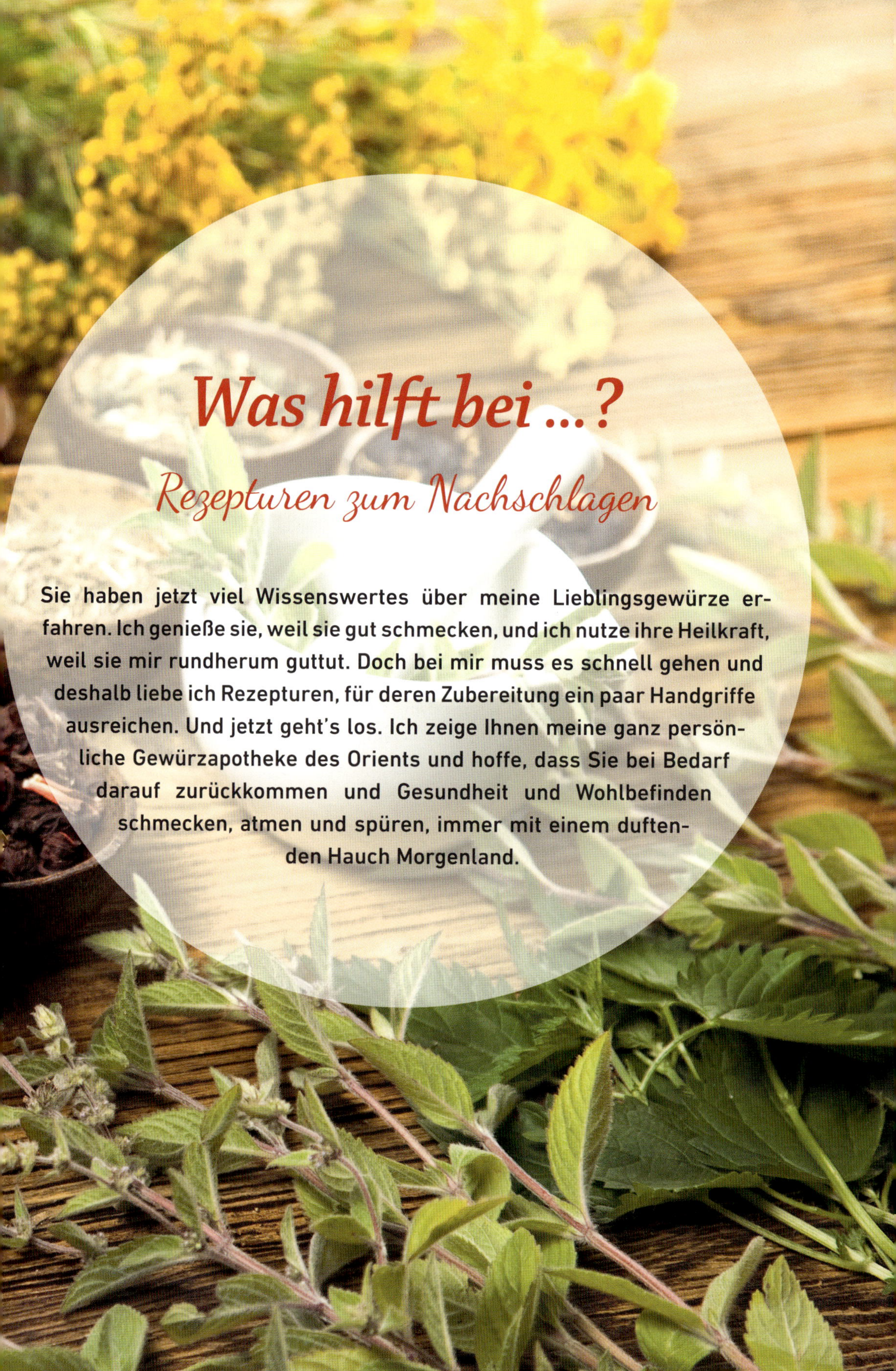

Was hilft bei …?

Rezepturen zum Nachschlagen

Sie haben jetzt viel Wissenswertes über meine Lieblingsgewürze erfahren. Ich genieße sie, weil sie gut schmecken, und ich nutze ihre Heilkraft, weil sie mir rundherum guttut. Doch bei mir muss es schnell gehen und deshalb liebe ich Rezepturen, für deren Zubereitung ein paar Handgriffe ausreichen. Und jetzt geht's los. Ich zeige Ihnen meine ganz persönliche Gewürzapotheke des Orients und hoffe, dass Sie bei Bedarf darauf zurückkommen und Gesundheit und Wohlbefinden schmecken, atmen und spüren, immer mit einem duftenden Hauch Morgenland.

Arthritis, Rheuma, Muskel- und Gelenkverletzungen

Das verspricht Linderung

WEIHRAUCHÖL BEI SCHMERZEN

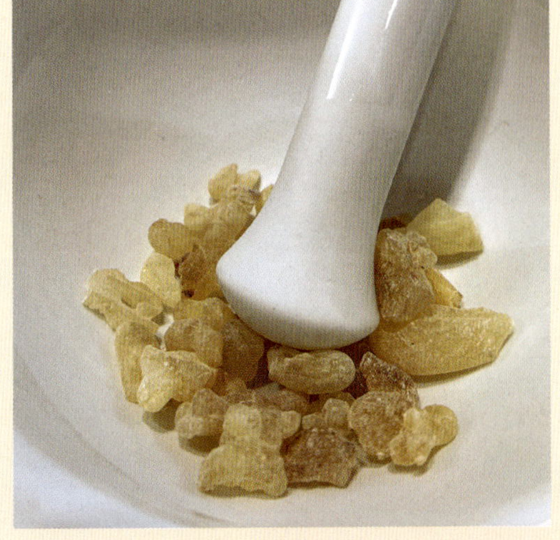

1 Esslöffel Weihrauch-Harzbröckchen zerkleinern, in ein verschließbares Glas geben und mit 100 Milliliter Olivenöl oder einem anderen hochwertigen Öl wie Arganöl aufgießen. Das Glas gut verschlossen mindestens zwei Wochen dunkel stellen. In der Zeit ziehen die entzündungshemmenden Wirkstoffe des Harzes in das Öl und machen es zu einem wertvollen, mystisch duftenden Heilmittel. Mehrmals täglich einige Tropfen auf die schmerzende Stelle geben und einmassieren.

Mein Tipp

Weihrauchöl ist nahezu unbegrenzt haltbar und sollte in keinem Haushalt fehlen, da es sehr vielseitig angewendet werden kann. Je länger das Öl zieht, desto intensiver die Wirkung. Übrigens können Sie weiche Bröckchen auch kauen, um eine schnellere Wirkung zu erzielen.

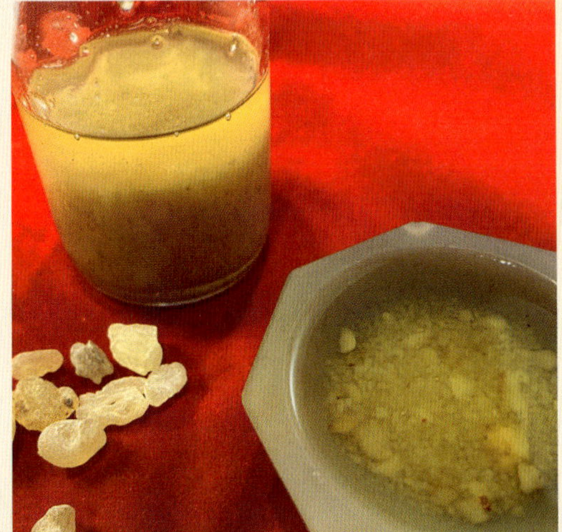

KRÄUTERKOMPRESSE BEI SCHWELLUNGEN UND SCHMERZEN

Je 2 Teelöffel Anis, Thymian und Schwarzkümmel in 1 Liter Wasser aufkochen und 10 Minuten ziehen lassen. Ein kleines Baumwolltuch mit dem Sud tränken und gefaltet auf die schmerzende Stelle legen, mit einem weiteren Tuch abdecken.

INGWER-BADEZUSATZ GEGEN VERSPANNUNGEN UND MUSKELSCHMERZEN

2 Teelöffel Ingwerpulver oder 1 Handvoll Ingwerscheiben mit 2 Tassen Wasser aufkochen, 15 Minuten leicht köcheln lassen, dann den Sud ins Badewasser geben. Die Wirkstoffe werden sowohl über die Haut als auch über Mund und Nase aufgenommen.

Wichtig

Ich lebe in einer Klimazone, in der die Natur 365 Tage im Jahr etwas Gesundes hervorbringt. Daher verwende ich für meine Rezepturen gern frische Pflanzenteile. In nördlicheren Regionen ist das anders und Sie müssen womöglich auf getrocknete Pflanzenteile zurückgreifen. Für die Wirksamkeit der Rezepturen spielt es keine Rolle. Nehmen Sie, was Sie zur Hand haben. Achten Sie allerdings auf die Mengen. Grundsätzlich gilt, dass 1 Esslöffel frische Gewürze durch 1 Teelöffel getrocknete ersetzt werden kann, vereinfacht gesagt halbiert sich die Menge. Als weitere Faustregel gilt: 1 Esslöffel frische Gewürze entspricht ⅓ Teelöffel Pulver.

INGWER-WICKEL BEI GELENKSCHMERZEN

1 Esslöffel gemahlenen Ingwer und 1 Esslöffel frische Rosmarinnadeln mit so viel Honig vermischen, dass eine Paste entsteht. Auf die schmerzenden Gelenke auftragen und circa eine halbe Stunde einwirken lassen.

BEDUINENSCHNAPS BEI RHEUMA

Je 1 Messerspitze Schwarzkümmel, Ingwer, Rosmarin und Koriander in ein Glas heißes Wasser einrühren, 10 Minuten ziehen lassen, dann abseihen. Jeden Morgen in kleinen Schlucken trinken.

HENNAPASTE GEGEN RHEUMATISCH BEDINGTE SCHMERZEN

Hennapulver mit Wasser zu einer Paste anrühren, mit etwas Kurkuma vermischen, erwärmen und auf die schmerzende Stelle geben. Mit einem dünnen Tuch abdecken und eine halbe Stunde einwirken lassen.

BOCKSHORNKLEE-SUD BEI RHEUMATISCHER ARTHRITIS

Einen Tee aus Bockshornkleesamen zubereiten und abkühlen lassen. Ein Baumwolltuch mit dem Sud tränken, auswringen und auflegen.

ALOE-VERA-KÜHLKISSEN BEI PRELLUNGEN

1 Esslöffel Aloe-vera-Gel mit je 1 Teelöffel Gewürznelkenpulver und Rosmarinpulver verrühren und eine halbe Stunde im Kühlschrank kühlen. Dann die Mischung auf die betroffene Hautstelle auftragen.

BERBER-HEILER-SALBE BEI HEXENSCHUSS

Einige Ingwerscheibchen in einen Topf mit 100 Milliliter Olivenöl geben und sanft erhitzen. Auf keinen Fall die Wurzeln rösten. Mindestens 1 Stunde stehen lassen und ab und zu umrühren. Den Ingwer entfernen und etwas Honig ins Öl rühren. Die Mischung in ein kleines Döschen füllen und dunkel aufbewahren. Bei Bedarf die schmerzenden Gelenke damit einreiben.

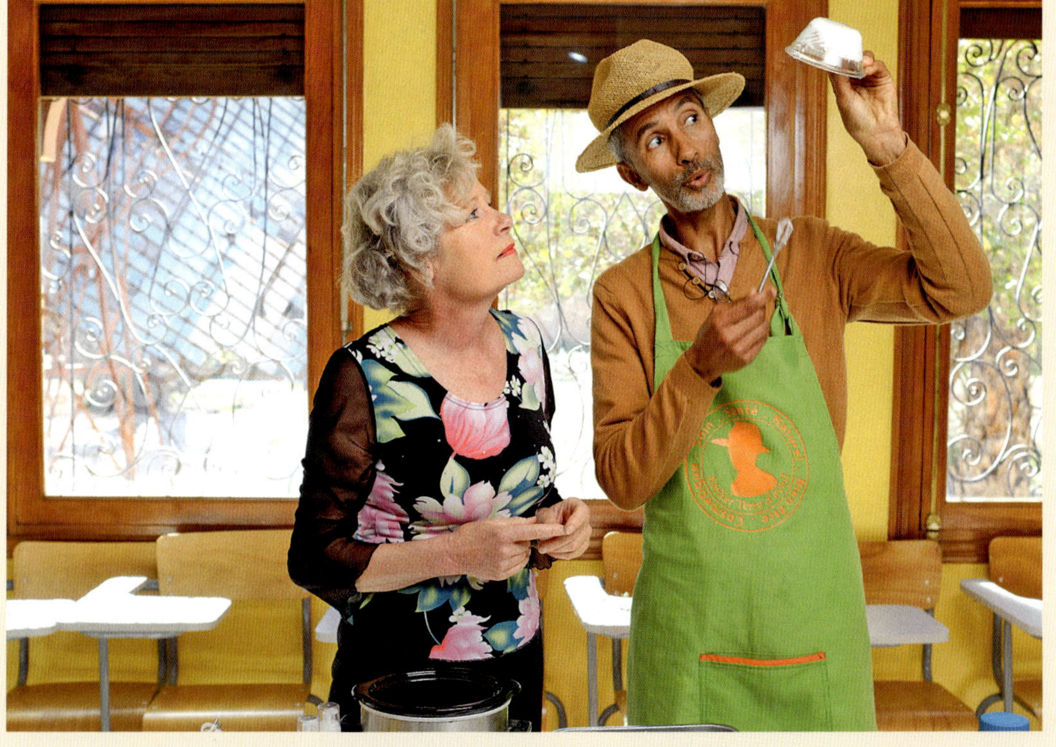

Heilrezepte bei Magen- und Verdauungsproblemen

BASILIKUM-SAFRAN-TEE BEI MAGENVERSTIMMUNG

1 Teelöffel Basilikum und 1 Messerspitze Safran vermischen, mit 1 Tasse kochendem Wasser übergießen und 10 Minuten ziehen lassen. Abseihen und den Tee ungesüßt trinken.

KREUZKÜMMELTEE GEGEN MAGENSCHMERZEN

2 Teelöffel Kreuzkümmel mit 1 Tasse kochendem Wasser aufgießen, 5 Minuten ziehen lassen und den Tee in kleinen Schlucken trinken.

GEWÜRZTEE BEI DURCHFALL

1 Esslöffel gemahlene Schwarzkümmelsamen und 1 Esslöffel Ingwerpulver mit 1 Tasse heißem Wasser vermischen. Den Tee dreimal täglich zubereiten und trinken.

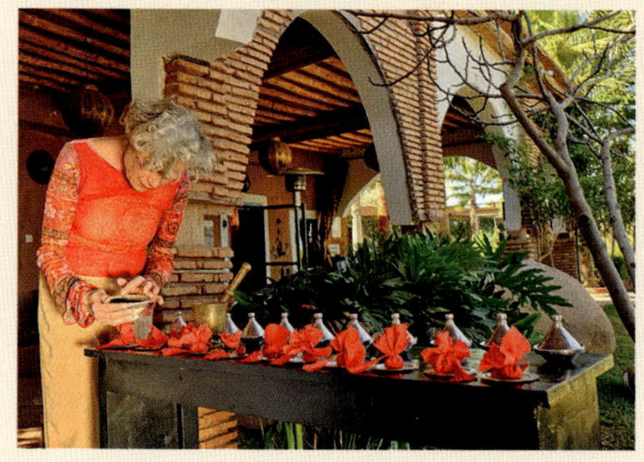

THYMIANPASTE GEGEN ÜBELKEIT

Je 1 Messerspitze Kreuzkümmel und Thymian mörsern, mit 1 Teelöffel Honig verrühren und die Mischung mit Wasser einnehmen. Die leckere Gewürzpaste kann auch in größeren Mengen angerührt und ein paar Tage aufgehoben werden.

Mein Tipp
Bei Übelkeit hilft oft auch, ein Pfefferkorn zu zerkauen – ist einfach und wirkt sofort!

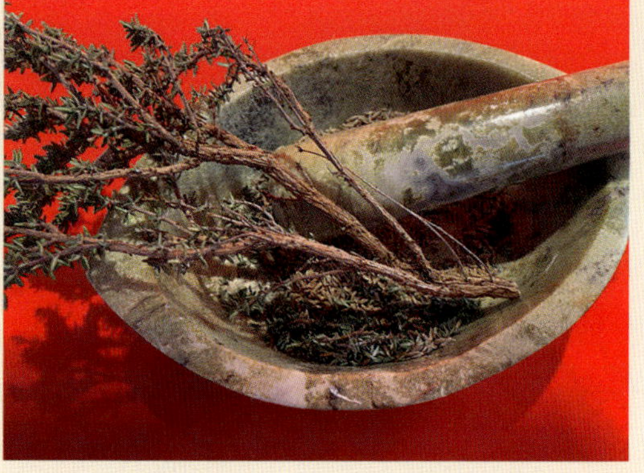

WERMUTSUD BEI BAUCHSCHMERZEN

1 Esslöffel Wermutblätter mit ½ Liter heißem Wasser übergießen und mindestens 5 Minuten ziehen lassen. Den Sud schluckweise über den Tag verteilt trinken.

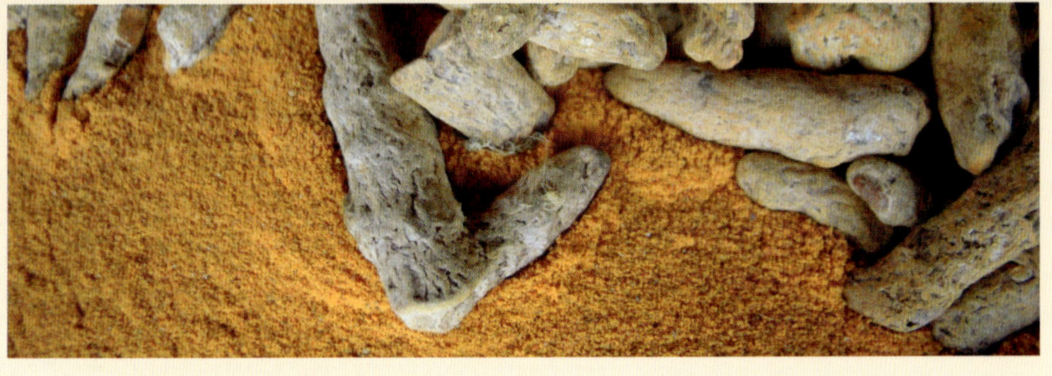

KURKUMAMILCH BEI DARMSTÖRUNGEN

1 Tasse Milch und 1 Tasse Wasser erhitzen, aber nicht aufkochen, dann ½ Teelöffel Kurkuma dazugeben und gut verrühren. Mit ¼ Teelöffel Zimt abschmecken. Regelmäßig vor dem Essen möglichst warm trinken.

Mein Tipp
Veganer können Milch durch Hafer- oder Sojamilch ersetzen.

INGWERTEE BEI STRESSBEDINGTEM NERVÖSEM MAGEN

1 Ingwerknolle waschen und mit der Schale in hauchdünne Scheiben schneiden. ½ Liter heißes Wasser dazugeben und 10 Minuten ziehen lassen. Den Ingwertee regelmäßig vor den Mahlzeiten trinken.

Mein Tipp für unterwegs
Frischen Ingwer kauen, das beruhigt den Magen!

WOHLFÜHL-TEE GEGEN BLÄHUNGEN

1–2 Teelöffel Wermut und 1 Teelöffel Thymian mit ½ Liter kochendem Wasser übergießen und 10 Minuten ziehen lassen. Dreimal täglich nach den Mahlzeiten eine Tasse von dem Tee trinken, am besten kurmäßig zwei Wochen lang.

Mein Tipp
Wer seinen Kaffee nicht gut verträgt, kann 1 Messerspitze Kardamom hineingeben.

»WÜSTEN-RETTER« BEI DURCHFALL

1 Teelöffel Kreuzkümmel kurz erhitzen. In einem Mörser zerstampfen, etwas Zitronensaft und Pfeffer hinzufügen und alles in 1 Tasse heißes Wasser rühren. Die Mischung in kleinen Schlucken trinken.

BAUCHWICKEL GEGEN DARMBESCHWERDEN

1 Esslöffel Kreuzkümmelöl erwärmen und mit 1 Teelöffel Thymian verrühren. Das Öl großflächig auf dem Bauch verreiben, mit einem dünnen Tuch abdecken und einwirken lassen.

WEIHRAUCHÖL GEGEN REIZDARM

Vor den Mahlzeiten 1 Teelöffel Weihrauchöl (siehe S. 128) einnehmen. Wer das nicht mag, kann das Öl ins Essen geben.
Achtung: Auf keinen Fall ätherisches Öl verwenden!

AUFRÄUMTEE BEI ÜBELKEIT UND VÖLLEGEFÜHL

1 Esslöffel Minzblätter mit 1 Teelöffel Salbei mischen und mit ½ Liter Wasser zu einem Tee aufbrühen. 10 Minuten ziehen lassen und in kleinen Schlucken trinken.

Mein Tipp
Bei Völlegefühl hilft es auch, Kreuzkümmel pur zu kauen!

ALOE-VERA-SHOT BEI VERSTOPFUNG

1 Esslöffel Aloe-vera-Gel mit 1 Esslöffel Olivenöl verrühren und einnehmen.

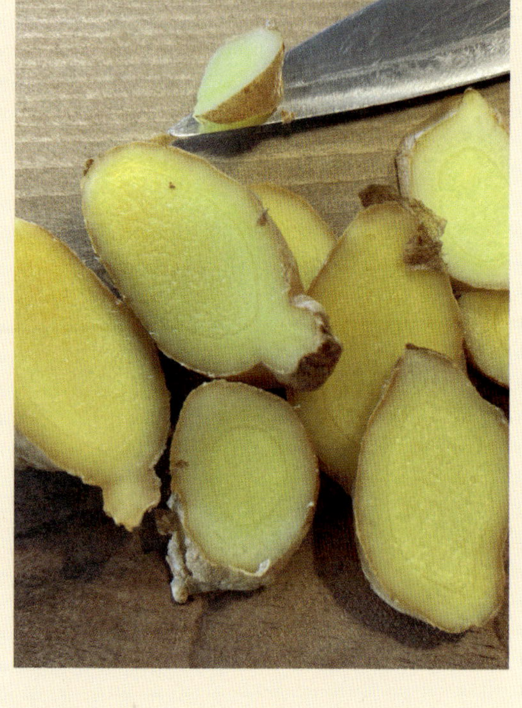

Ingwer gegen Reisekrankheit

Wer unter Reisekrankheit in Flugzeug, Auto oder Schiff leidet, sollte immer frische oder kandierte Ingwerstückchen bei sich haben. Sie wirken wahre Wunder! Am besten schon einen Tag vor der Abreise mit der Einnahme beginnen.

SOS-Tipps gegen Kopf- und Zahnschmerzen

ROSMARIN-NOTFALL-KIT BEI KOPFSCHMERZEN

Einige Tropfen Rosmarinöl zum Inhalieren auf ein Baumwolltuch geben und mehrmals über den Tag verteilt 5 Minuten tief den Duft einatmen. Zusätzlich dreimal täglich eine Tasse Rosmarintee trinken.

MINZÖL BEI AKUTER MIGRÄNEATTACKE

Für die äußere Anwendung genügt es, die Schläfen mit Minzöl einzureiben. Gehen Sie dabei bitte vorsichtig vor, ätherische Öle dürfen nicht in die Augen gelangen.

SCHWARZKÜMMELÖL GEGEN KOPFSCHMERZEN

Stofftaschentücher mit Schwarzkümmelöl beträufeln und als Kompressen auf Stirn, Schläfen und Nacken legen.

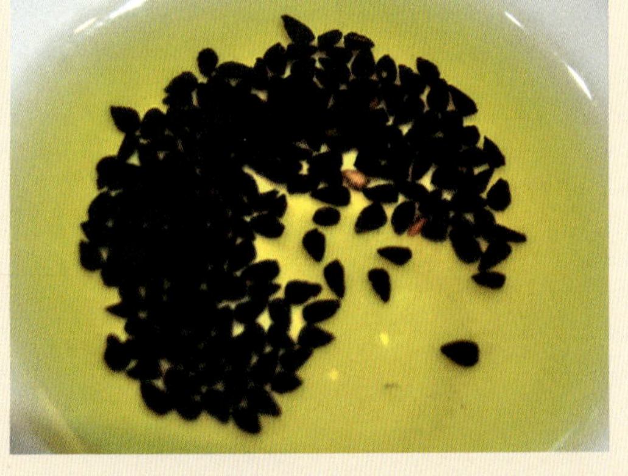

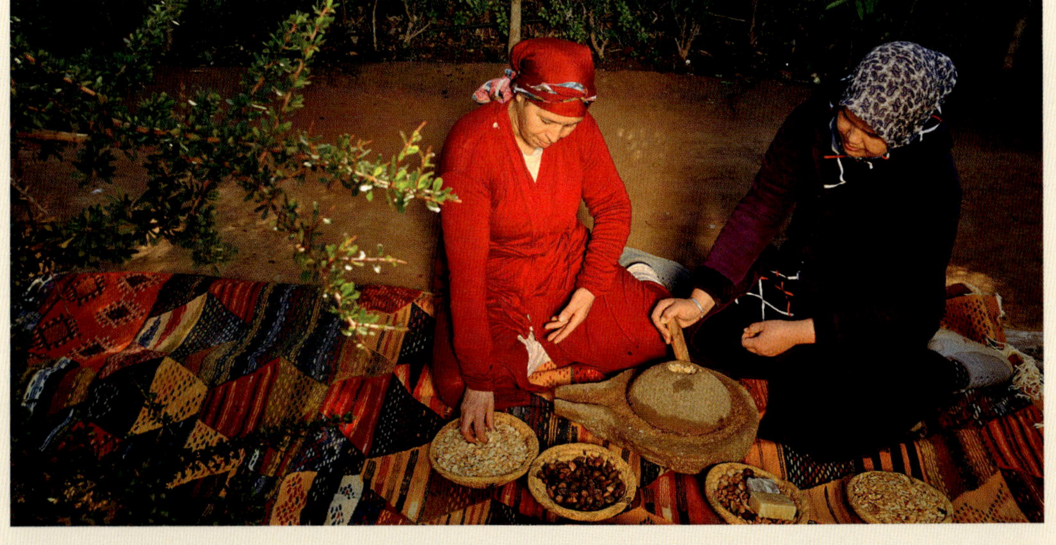

INHALATION BEI KOPFSCHMERZEN

Je 1 Teelöffel Minze und Gewürznelke mörsern, mit ½ Liter heißem Wasser aufgießen und die aufsteigenden Dämpfe unter einem Tuch 10 Minuten einatmen.

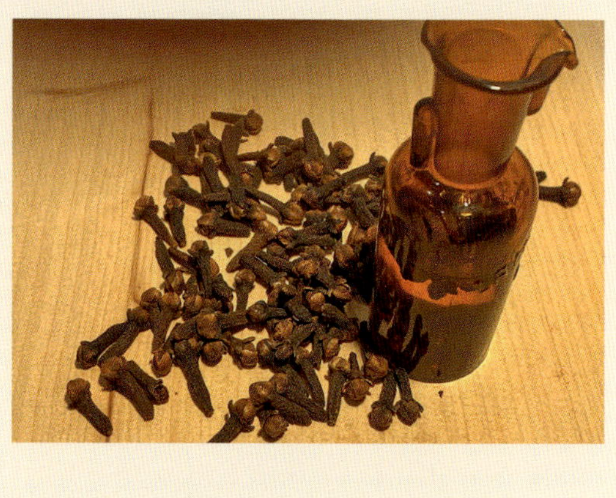

THYMIAN-SALBEI-SUD BEI ZAHNFLEISCHENTZÜNDUNG

Einen starken Sud aus je 1 Esslöffel Thymian und Salbei herstellen. Einen Wattebausch mit dem Sud tränken und die entzündeten Stellen damit betupfen.

Mein Tipp
Der Thymian-Salbei-Sud kann verdünnt wunderbar als Mundspülung genutzt werden.

GEWÜRZNELKEN GEGEN ZAHNSCHMERZEN

Bei akuten Zahnschmerzen 1–2 Gewürznelken langsam kauen.

Mein Tipp
Bei Zahnfleischentzündungen bzw. Zahnschmerzen eine Gewürznelke längere Zeit lutschen und dann ausspucken.

ARGANÖL BEI APHTHEN

1 Esslöffel reines Arganöl mindestens 2 Minuten im Mund bewegen, anschließend ausspucken. Mehrmals am Tag wiederholen.

Mein Tipp
Bei Mundgeruch 1 Messerspitze Kreuzkümmel kauen, gründlich einspeicheln und nach 2 Minuten ausspucken.

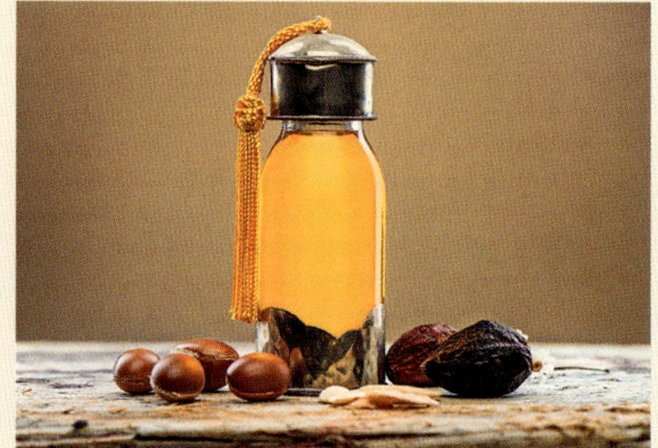

Erste Hilfe bei Atemwegsproblemen und Erkältung

THYMIANBAD BEI ALLGEMEINER ERKÄLTUNG

Einen kräftigen Schuss Thymianöl ins Badewasser geben, 15 Minuten baden und dabei entspannt inhalieren.

ROSENTEE BEI ERKÄLTUNG

2–3 Tassen Rosentee täglich vertreiben eine Erkältung im Nu: 2 Teelöffel getrocknete Rosenblüten oder die doppelte Menge frische Blütenblätter mit 1 Tasse heißem Wasser aufgießen und 5–10 Minuten ziehen lassen. In der Winterzeit empfiehlt sich zur Prophylaxe vier Wochen lang eine Rosentee-Kur.

GEWÜRZTEE BEI HALSSCHMERZEN

Je 2 Esslöffel frischen Thymian und Minze sowie 1 Messerspitze Schwarzkümmel mit 1 großen Tasse Wasser überbrühen und 5 Minuten ziehen lassen. Abkühlen und mehrmals täglich damit gurgeln.

INGWER-MINZE-WASSER BEI FIEBER

Die Scheibchen einer kleinen Ingwerknolle (wahlweise 1 Teelöffel Ingwerpulver) und einige frische oder getrocknete Minzblätter vermischen, mit 1 Tasse heißem Wasser aufgießen und 5 Minuten ziehen lassen. Mehrmals täglich trinken.

THYMIANINHALATION BEI BRONCHITIS

1 Handvoll Thymian mit ½ Liter Wasser aufkochen, 5 Minuten ziehen lassen und die aufsteigenden Dämpfe unter einem Tuch inhalieren.

Mein Tipp

Auch Gewürznelkenöl hilft bei Halsschmerzen: 2–10 Tropfen Gewürznelkenöl in ein Glas mit lauwarmem Wasser geben und mehrmals täglich den Mund ausspülen und gurgeln. Das Öl lindert übrigens auch Zahnschmerzen.

SCHNUPFEN-VERTREIBER

1 Teelöffel Pfeffer mit je 1 Esslöffel Rosmarin, Eisenkraut und Rosenblütenblätter grob im Mörser zerkleinern. Eine Knoblauchzehe dazugeben und alle Zutaten 10 Minuten in 1 Liter Wasser aufkochen. Die Mischung abseihen, in eine große Flasche füllen und mehrmals täglich warm trinken.

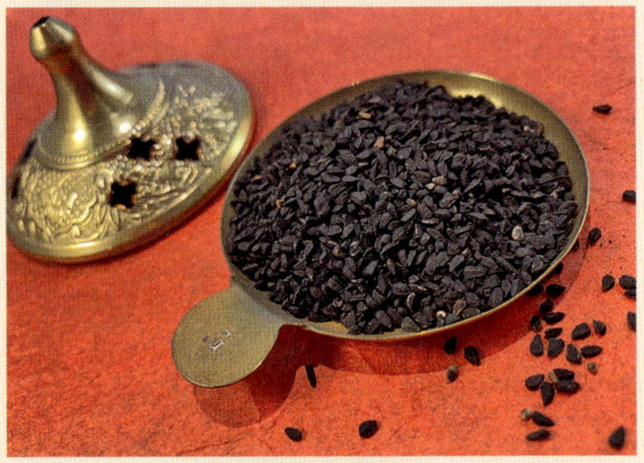

GEWÜRZHELFER BEI VERSTOPFTER NASE

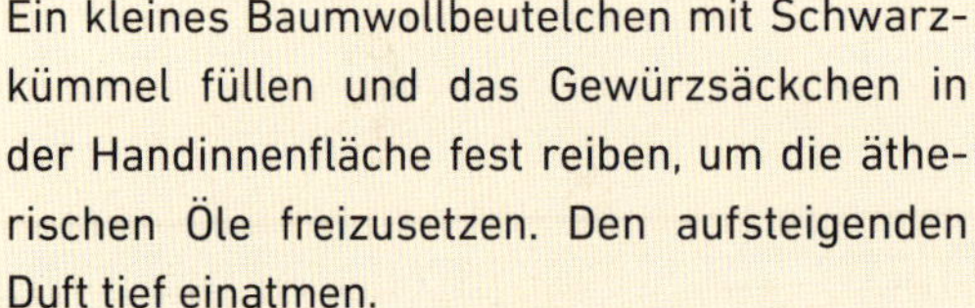

Ein kleines Baumwollbeutelchen mit Schwarzkümmel füllen und das Gewürzsäckchen in der Handinnenfläche fest reiben, um die ätherischen Öle freizusetzen. Den aufsteigenden Duft tief einatmen.
Auch Kreuzkümmel hilft: 1 Esslöffel Kreuzkümmel zerstampfen, mit kochendem Wasser übergießen und die aufsteigenden Dämpfe unter einem Tuch 10 Minuten lang inhalieren.

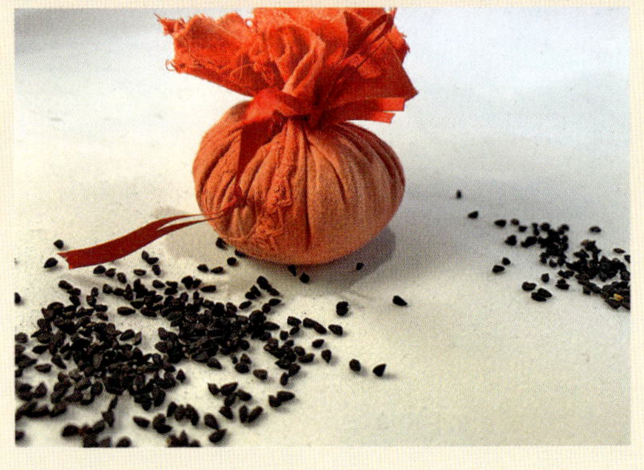

Mein Tipp
Macht ebenfalls die Nase frei: Schwarzkümmelöl mit frischer Minze verrühren und den Naseninnenraum mit dem Öl bestreichen.

GERANIENWURZELSUD BEI SCHNUPFEN UND HUSTEN

2 Esslöffel getrocknete Duftgeranienblätter mit ½ Liter heißem Wasser aufgießen und die aufsteigenden Dämpfe unter einem Tuch mindestens 10 Minuten inhalieren.

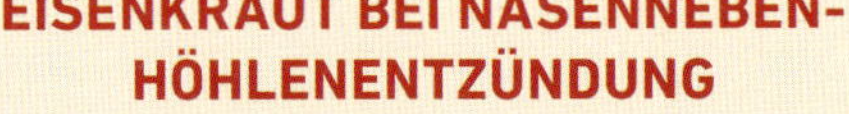

EISENKRAUT BEI NASENNEBENHÖHLENENTZÜNDUNG

2 Esslöffel Eisenkraut mit ½ Liter heißem Wasser übergießen und unter einem Tuch inhalieren.

Unterstützung bei Herz- und Kreislaufbeschwerden

SAFRANMILCH ZUR STÄRKUNG DES HERZENS

1 Tasse Milch zum Kochen bringen, 1 Messerspitze Safran dazugeben und circa 2 Minuten sanft weiterköcheln lassen. Die Safranmilch in kleinen Schlucken trinken, am besten immer zu festen Tageszeiten.

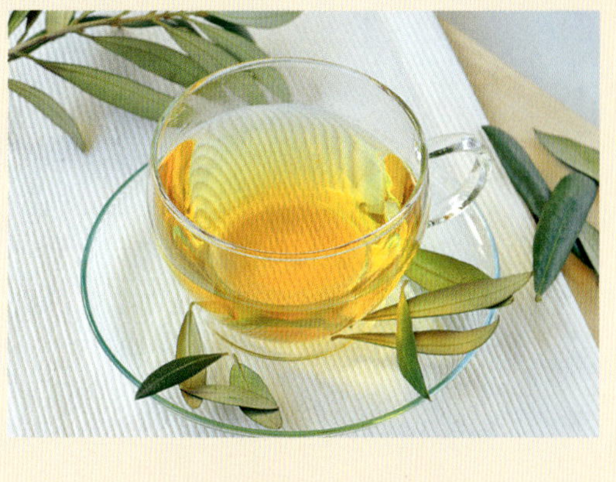

ROSMARINTEE BEI NIEDRIGEM BLUTDRUCK

1 Rosmarinzweig mit 1 Tasse heißem Wasser überbrühen, 5 Minuten ziehen lassen. Den Tee dreimal täglich zubereiten und vor den Mahlzeiten trinken.

GEWÜRZSUD FÜR EINE GUTE DURCHBLUTUNG

1 Messerspitze Safranpulver, 1 Teelöffel zerriebene Gewürznelke, 1 Teelöffel geriebener Knoblauch und 1 Messerspitze Pfeffer mit 200 Milliliter heißem Wasser übergießen und 5–10 Minuten ziehen lassen. Dreimal täglich 2 Esslöffel von dem Sud einnehmen.

OLIVENBLÄTTERTEE GEGEN BLUTHOCHDRUCK

3 Teelöffel frische Olivenblätter mit 1 Tasse heißem Wasser übergießen und 10 Minuten ziehen lassen. Den Tee dreimal täglich zubereiten und vor den Mahlzeiten trinken.

Mein Tipp

Auch Duftgeranienöl hilft gegen zu hohen Blutdruck: Regelmäßig einige Tropfen auf ein Tuch geben und einatmen.

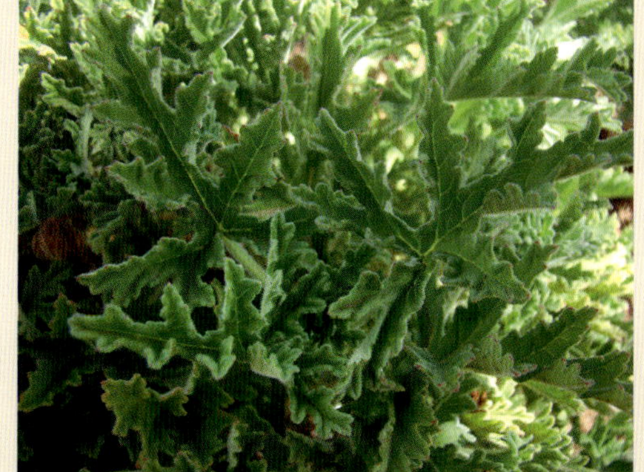

Hautprobleme und Wunden

Das fördert die Heilung

SAFRANPULVER BEI SCHNITTWUNDEN

Etwas Safranpulver zum Blutstillen und Desinfizieren direkt auf die Wunde geben und mit einem Pflaster die Wunde abdecken.

ÖLBEHANDLUNG BEI UNREINER HAUT

1 Esslöffel Arganöl mit 1 Messerspitze Safranpulver vermischen. Die Haut mit warmem Wasser anfeuchten und mit dem Öl einreiben. 15 Minuten einwirken lassen und anschließend mit warmem Wasser abwaschen.

GEWÜRZSUD GEGEN AKNE

Je 1 Teelöffel Kurkuma, Thymian und Zimt mit 1 Tasse heißem Wasser übergießen und 5–10 Minuten ziehen lassen. Dreimal täglich vor den Mahlzeiten einen Esslöffel von dem Sud einnehmen.

Mein Tipp
So verschwinden Pickel blitzschnell: einfach einige Safranfäden zermörsern (oder Safranpulver verwenden), in etwas Wasser einweichen und die Stelle damit betupfen.

GEWÜRZHEILÖL BEI HAUTAUSSCHLAG ODER EKZEM

1 Teelöffel Bockshornkleesamen in etwas Arganöl anrösten, erkalten lassen und einen Tag stehen lassen. Dann einige Tropfen Myrrheöl dazugeben. Die Haut mit dem Öl bestreichen, 20 Minuten einziehen lassen und mit warmem Wasser abwaschen.

ALOE-VERA-GEL ZUR HAUTBERUHIGUNG

Ob bei allergischer Haut, Hautunreinheiten oder Insektenstichen: Das Gel spendet Feuchtigkeit, wirkt entzündungshemmend, es kühlt und lindert. Einfach reines Aloe-vera-Gel auf die Haut auftragen.

HENNA-THYMIAN-MIXTUR GEGEN FUSS- UND NAGELPILZ

Etwas Hennapulver mit Thymiantee anrühren und auf die betroffenen Stellen auftragen. 10 Minuten einwirken lassen.

Duftgeranienöl zur Insektenabwehr

Zum direkten Mückenschutz etwas Duftgeranienöl auf die Haut geben oder mit getrockneter Duftgeranie den Raum ausräuchern, um Insekten daraus fernzuhalten.

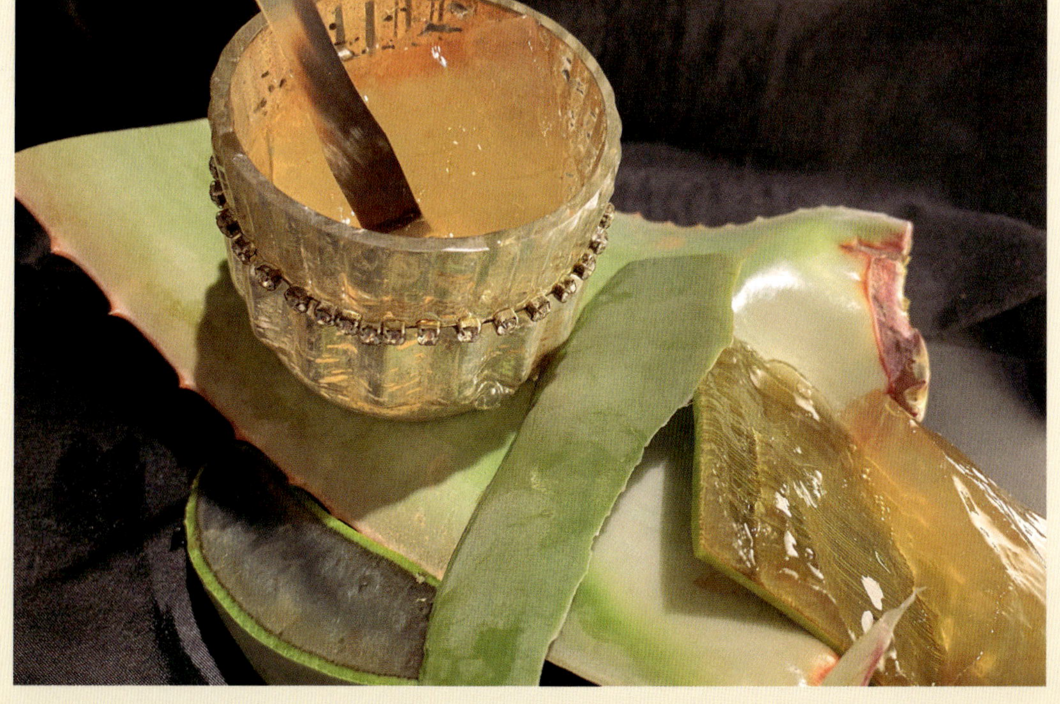

Sanfte Medizin bei Frauenleiden

VIER HILFREICHE GEWÜRZREZEPTE BEI UNTERLEIBS- UND MENSTRUATIONSSCHMERZEN

- Jeweils 1 Teelöffel Schwarzkümmel, Nelke und Anis mörsern, vermischen und in ein verschließbares Glas geben. Im Akutfall ½ Teelöffel der Mischung im Mund zerkauen, einspeicheln und schlucken. Man kann die Gewürzmischung auch in Kräutertee einrühren.
- Safranmilch (siehe S. 138) oder Safrantee trinken.
- 1 Prise Safran in etwas Arganöl leicht aufköcheln. Zweimal täglich den Unterleib damit in kreisförmigen Bewegungen massieren.
- **Achtung:** Safran nicht während der Schwangerschaft nutzen!
- Einige Tropfen ätherisches Rosenöl und 3 Esslöffel Olivenöl verrühren und sanft den Bauch damit massieren.

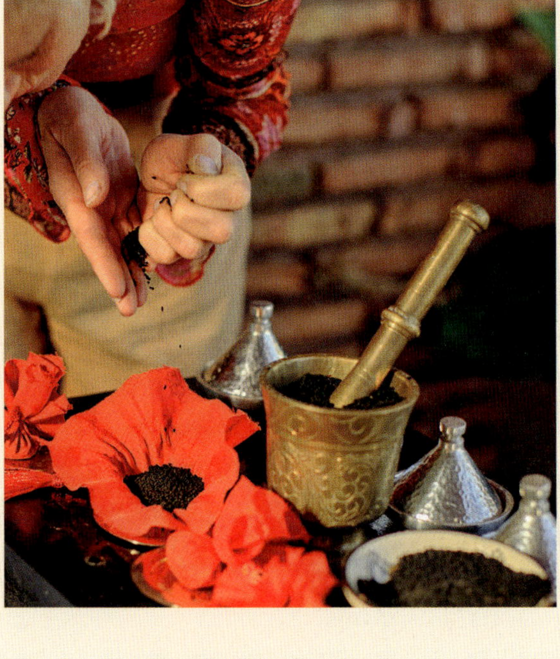

ROSENÖL BEI WECHSELJAHRESBESCHWERDEN

Hilfreich sind Fußbäder mit Rosenöl, täglich 10 Minuten. Nachts sollten Sie ätherisches Rosenöl verwenden, das Sie zum Beispiel in einer Duftlampe verdunsten lassen.

Mein Tipp

3 Safranfäden mehrmals täglich auf der Zunge zergehen lassen. Das wirkt hormonell ausgleichend.

BOCKSHORNKLEE BEI BLASENENTZÜNDUNG

Frauen neigen häufiger zu Entzündungen der Blase als Männer. Das hilft: ½ Teelöffel Bockshornkleesamen mörsern und mit etwas Wasser dreimal täglich vor den Mahlzeiten einnehmen.

Mein Tipp

Ein warmer Unterleibsumschlag aus Eisenkrautsud unterstützt die Heilung und beruhigt.

Immunsystem

So helfen Sie ihm auf die Sprünge

BOCKSHORNKLEESAMEN-SUD ZUR IMMUNSTÄRKUNG

2 Teelöffel Bockshornkleesamen grob mörsern, mit ½ Liter kaltem Wasser übergießen und einige Stunden stehen lassen. Aufkochen, abseihen, eventuell mit Honig süßen und trinken.

KURKUMA-POWERSNACK

1 Messerspitze Kurkumapulver auf 1 Dattel geben. Dreimal täglich vor den Mahlzeiten eine Kurkumadattel essen. Das gibt Energie und sättigt zugleich, daher ist der Snack auch ein guter Appetitzügler.

BERBER-ENERGIETEE

2 klein geschnittene Datteln, 2 Scheiben Ingwer, 1 Messerspitze Schwarzkümmel, 1 Messerspitze Kurkuma und einige Minzblätter mit ½ Liter Wasser übergießen. 5 Minuten ziehen lassen, abseihen und genießen.

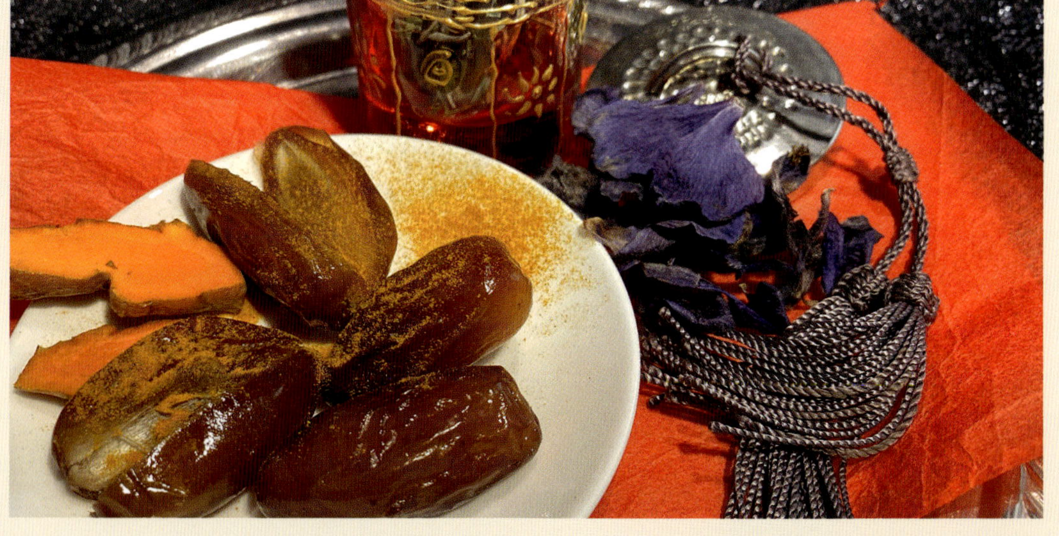

FITNESS-KRÄUTERSALZ

Veredeln Sie mit Kräutersalz Salate, denn Kräuter stärken Ihr Immunsystem: Kräuter Ihrer Wahl mit Salz fein mörsern. In ein verschließbares Glas abfüllen und bis zur Verwendung lichtgeschützt lagern.

KRAFTVOLLES ANTIBIOTIKUM AUS DER NATUR – MEIN DAUERBRENNER

In Marokko gilt es als *das* Geheimrezept gegen alle Krankheiten und vorbeugend zur Stärkung des Immunsystems. Sie brauchen: 2 Esslöffel fein gehackten Knoblauch, 2 Esslöffel fein gehackte Zwiebeln, 1 frische Chilischote, 2 Esslöffel Bio-Ingwer mit Schale, 2 Esslöffel Kurkumapulver, 1 Esslöffel Pfefferkörner, 1 Esslöffel Bio-Schwarzkümmelsamen und 500 ml Apfelessig.

Geben Sie alle Zutaten in ein luftdicht verschließbares Glas, schütteln Sie alles gut durch und lagern Sie das Glas an einem kühlen, dunklen Ort. Nun das Glas täglich schütteln – nach rund zwei Wochen ist Ihre Wunderwaffe fertig. Die entstandene Flüssigkeit abseihen und in einer Flasche im Kühlschrank aufbewahren.

Am besten täglich mit der Flüssigkeit gurgeln. Da der Geschmack etwas gewöhnungsbedürftig ist, mit kleinen Mengen beginnen.

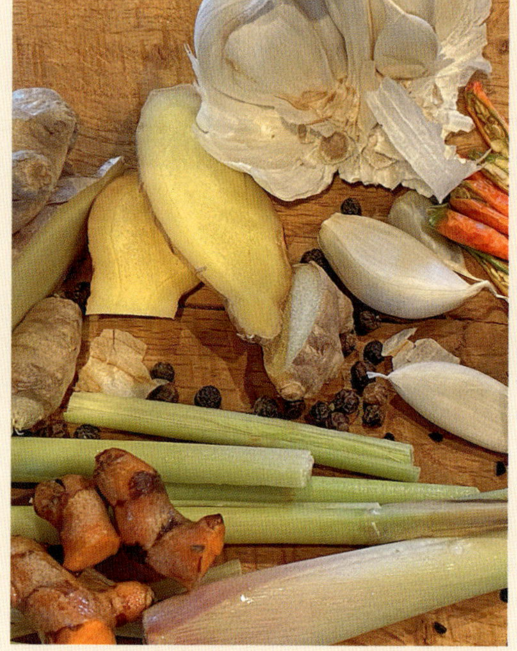

Ausgleichendes bei seelischen Beschwerden

SAFRAN-KONZENTRAT, DER ALLROUNDER FÜR DIE SEELE

1 Prise Safranfäden mit einem Mörser zu Pulver zerkleinern, 1–2 Esslöffel Wasser dazugeben. Morgens und abends ½ Teelöffel des Konzentrats pur oder mit Saft oder Wasser verdünnt einnehmen. Das Konzentrat kann problemlos etwa eine Woche im Kühlschrank aufgehoben werden. Es färbt den Mundraum für kurze Zeit etwas gelblich, wäscht sich jedoch schnell wieder ab.
Achtung: Keine Anwendung in Schwangerschaft und Stillzeit!

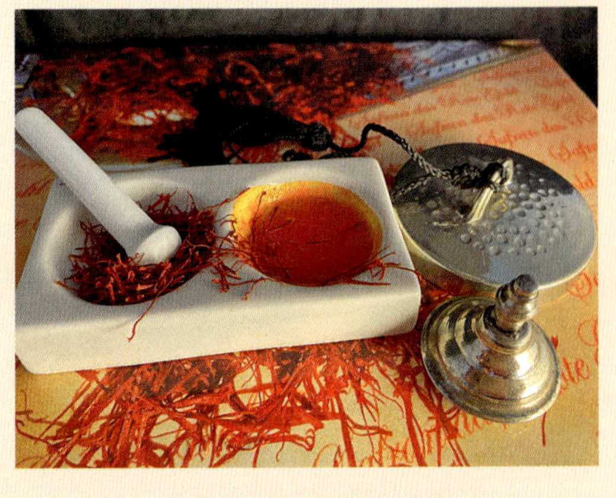

Be-happy-Wasser für unterwegs

Geben Sie einige Safranfäden in eine Wasserflasche – ideal fürs Büro oder unterwegs. Strahlen garantiert!

ERSTE-HILFE-TROPFEN GEGEN ANGST UND UNRUHE

1 Teelöffel Anis und 1 Teelöffel Kreuzkümmel fein mörsern, mit etwas heißem Wasser auffüllen. Mehrmals täglich einen Teelöffel von dem Sud zu den Mahlzeiten einnehmen.

SAFRANSHOT GEGEN DEPRESSIVE VERSTIMMUNG

10 Safranfäden mörsern und in heißes Wasser geben, nicht aufkochen! Ein- bis zweimal täglich als Tee trinken.

AUFMUNTERUNGSTEE

Geben Sie einem Kräutertee etwas Safran hinzu. Kalt serviert mit einigen Eiswürfeln, erfrischt der Tee auch im Sommer mit dem Duft des Südens.

Aufheller für den Abend mit Gästen

Pro Glas Sekt 1–2 Safranfäden und als Dekoration ein Rosenblatt zugeben. Ihre Gäste werden begeistert sein!

ROSENBLÜTENSUD BEI ALLGEMEINER SCHWÄCHE UND KUMMER

1 Esslöffel frische Rosenblüten mit 1 Tasse heißem Wasser aufgießen und 10 Minuten ziehen lassen. Den Tee mit Honig süßen. Mehrmals täglich eine Tasse zubereiten und trinken.

Mein Tipp
Bei allgemeiner Schwäche hilft auch dieses Rezept: ein geeignetes Trägeröl mit Rosmarin, Minze und Wermut ansetzen und den Brustkorb damit täglich einreiben.

SCHWARZKÜMMELTEE BEI ANGST UND UNRUHE

1 Esslöffel Schwarzkümmel mit 250 Milliliter kochendem Wasser übergießen und 10 Minuten ziehen lassen. Mehrmals täglich eine Tasse trinken. Wer mag, kann den Schwarzkümmel auch in eine Tasse warme Milch geben. Mit Honig süßen, gründlich verrühren und warm trinken.

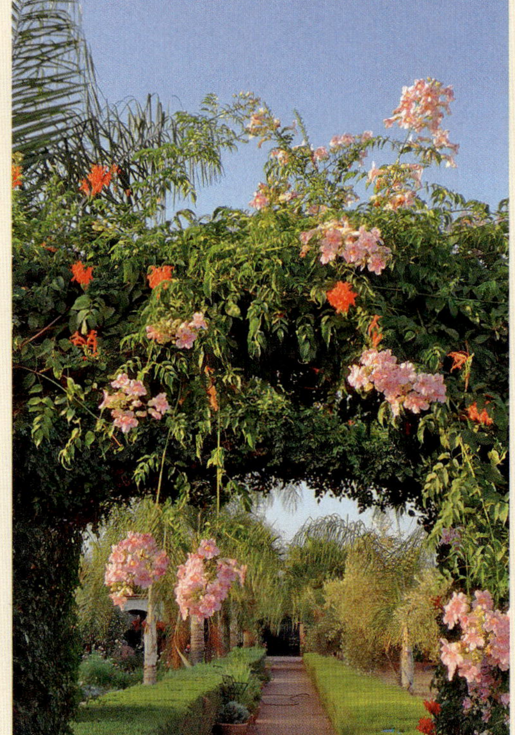

EISENKRAUTTEE BEI STRESS

2 Teelöffel Eisenkraut mit 1 Tasse kochendem Wasser übergießen und 5 Minuten ziehen lassen. Drei Tassen täglich trinken. Wer mag, kann statt Wasser heiße Milch verwenden.

> **Mein Tipp**
> *Ein Duftsäckchen mit Eisenkraut neben das Kopfkissen gelegt sorgt für einen entspannten Schlaf.*

DUFTGERANIE BEI NERVOSITÄT, REIZBARKEIT UND AGGRESSIONEN

- 1 Esslöffel Duftgeranienblätter mit 1 Tasse heißem Wasser aufgießen und einige Minuten ziehen lassen. Jeden Morgen einen Teelöffel von dem Sud einnehmen.
- Auch Duftgeranienöl hilft: dieses verdampfen, auf ein Taschentuch träufeln und einatmen oder ein paar Tropfen auf einen Zuckerwürfel geben und diesen im Mund zergehen lassen.

> **Mein Tipp**
> *Etwas Safranöl in eine Duftlampe geben und vor dem Einschlafen entspannen.*

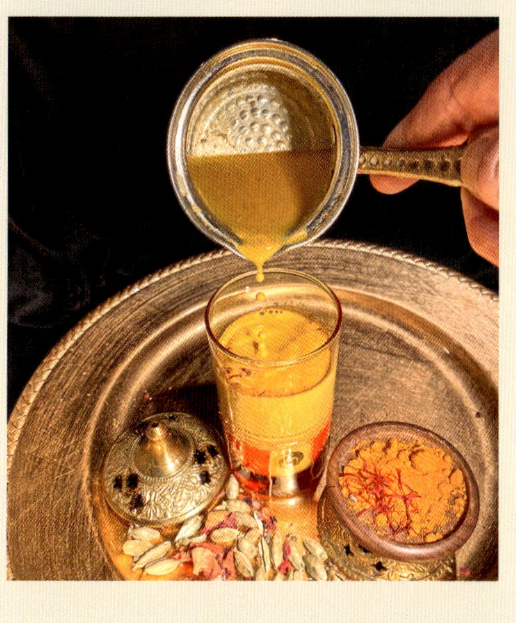

»GOLDENE MILCH« GEGEN STIMMUNGSSCHWANKUNGEN

Je 1 Messerspitze Safranpulver, Kardamom, Ingwer- und Kurkumapulver in etwas Wasser anrühren und 1 Minute ziehen lassen. Mit 1 Tasse warmer Milch aufgießen, gründlich umrühren und bei Bedarf mit Honig süßen. Warm oder kalt genießen.

> **Mein Tipp**
> *Veganer verwenden für die »goldene Milch« Hafer- oder Sojamilch.*

MINZE-AUFGUSS ZUR STIMMUNGSAUFHELLUNG

100 Gramm frische Minze mit 2 Liter Wasser aufkochen und 10 Minuten ziehen lassen. Abseihen und den Sud ins warme Badewasser geben. Maximal 20 Minuten baden.

Wundermittel für die Schönheit

AUFBAUENDE HAARMASKE BEI ANGEGRIFFENEM HAAR

1 Esslöffel Ingwerpulver mit 1 Esslöffel Arganöl (die Menge reicht für mittellanges Haar) verrühren, auf Kopfhaut und Haar einmassieren und 1 Stunde einwirken lassen. Danach ausspülen und das Haar wie gewohnt waschen.

ARGAN-HAARMASKE BEI SPRÖDEM HAAR

1 Esslöffel Arganöl, ¼ Esslöffel Olivenöl, ¼ Esslöffel Mandelöl und 5 Gewürznelken vermischen und über Nacht ziehen lassen. Das Öl auf das Haar auftragen, einmassieren und für 2 Stunden einwirken lassen. Anschließend gründlich auswaschen.

Mein Tipp
Gegen juckende Kopfhaut hilft eine beruhigende Aloe-vera-Packung: 2–3 Esslöffel Aloe-vera-Gel mit 1 Teelöffel Arganöl vermischen, kräftig ins Haar einmassieren und 1 Stunde einwirken lassen. Danach das Haar wie gewohnt waschen.

SCHWARZER TEE BEI GLANZLOSEM HAAR

Farbfrische für dunkle Haare: Nach der Haarwäsche 1 Tasse schwarzen Tee ins Haar geben, kurz einwirken lassen und gründlich ausspülen.

ARGANÖL-KUR GEGEN SCHUPPEN

Einige Tropfen Arganöl abends in die Kopfhaut einmassieren und über Nacht einwirken lassen. Die Behandlung eine Woche lang durchführen.

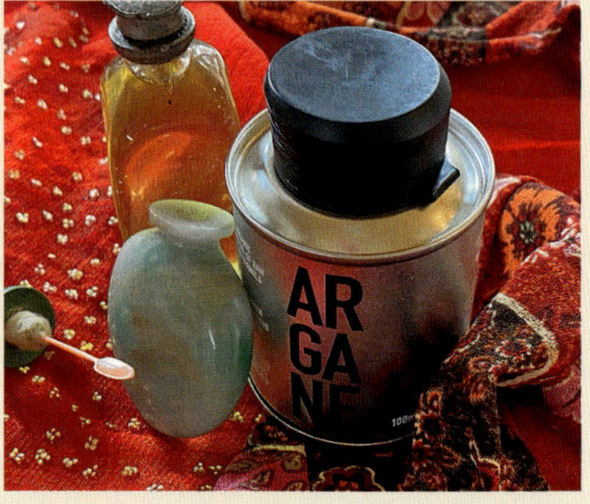

HAND- UND GESICHTSMASKE MIT ARGANÖL BEI ANGEGRIFFENER, GERÖTETER HAUT

1 Esslöffel Arganöl, ½ Teelöffel Honig und einige Tropfen Rosenblütenwasser verrühren. Auf Gesicht oder Hände auftragen und einziehen lassen. Reste der Maske mit warmem Wasser abspülen.

Mein Tipp
Einige Tropfen Rosenöl in die gängige Hautpflege mischen, das belebt, beruhigt empfindliche Haut und macht sie zart.

ALOE-VERA-PADS GEGEN DUNKLE AUGENRINGE

Etwas Aloe-vera-Gel auf Wattepads geben und diese 5 Minuten auf die geschlossenen Augen legen.

PARADIESPASTE GEGEN FALTEN AN HALS UND DEKOLLETÉ

Veredeln Sie Ihre Hautcreme mit einigen gemörserten Safranfäden oder, noch effektiver, mit etwas Safranpulver. Wirkt wahre Wunder!

1001-NACHT-HAUTMASKE GEGEN FALTEN

1 Esslöffel Geranienöl mit 1 Messerspitze Rosmarin und etwas Honig zu einer Paste verrühren. 10 Minuten einwirken lassen, dann abspülen. Wöchentlich wiederholen.

ROSENMILCH FÜR ZARTE HÄNDE

1 Esslöffel Milch mit 1 Esslöffel Honig erwärmen, einige Tropfen Rosenöl dazugeben und angenehm warm auf die Hände geben. Einziehen lassen und die Reste mit einem Papiertuch leicht abtupfen. Die Rosenmilch pflegt nicht nur die Hände, sondern riecht auch herrlich!

Mein Tipp

Pflegende Safran- oder Rosenseife zum Händewaschen verwenden, das macht Hände streichelzart. Ihr Duft sorgt zudem für Entspannung und Wohlbefinden.

EINREIBUNG BEI RAUER HAUT AN FÜSSEN, KNIEN UND ELLBOGEN

½ Teelöffel Weihrauchharzbröckchen und 1 Messerspitze Myrrhe zerkleinern, mit 1 Esslöffel Arganöl und ein paar Spritzern Zitro-

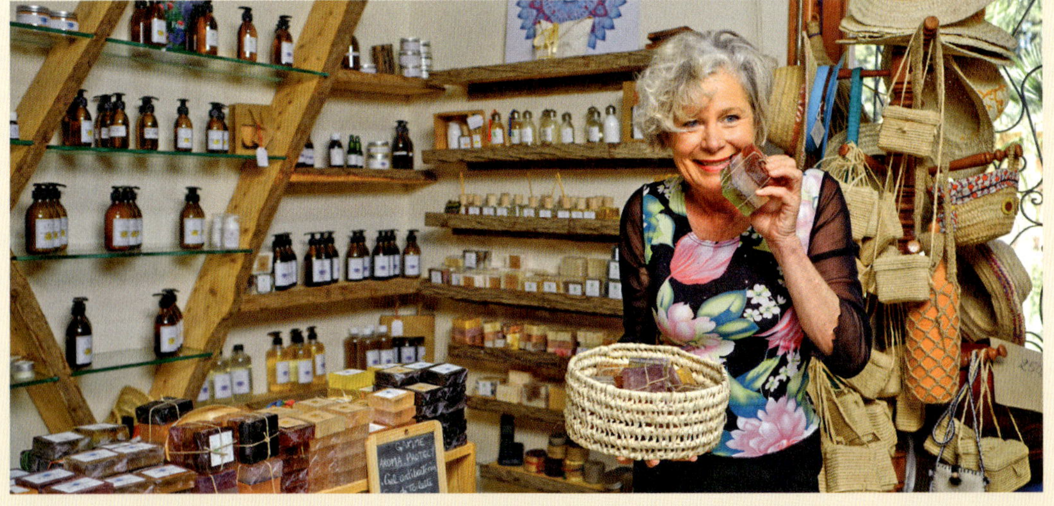

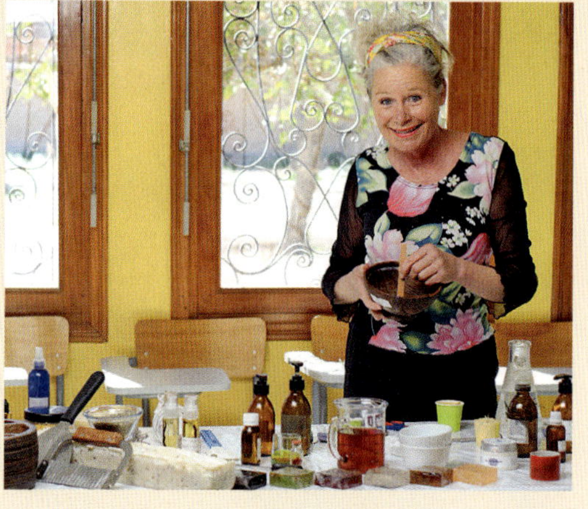

nensaft vermischen und die betroffenen Stellen sanft damit massieren. Nach einer Viertelstunde mit einem Tuch abtupfen.

»SANDALENPASTE« BEI FERSENRISSEN

1 Esslöffel Hennapulver mit Wasser anrühren. Auf die betroffenen Stellen verteilen, mit einem Tuch umwickeln und über Nacht einwirken lassen.

OURIKA-LUXUS-KÖRPERPEELING

3 Esslöffel braunen Zucker oder feines Meersalz mit 1 Esslöffel Honig und 1 Spritzer Arganöl verrühren, sodass eine Paste entsteht. Wenige Tropfen Rosenöl dazugeben und alles gut vermischen. Mit dem Peeling den Körper abreiben und lauwarm duschen. Ihre Haut ist sanft gepflegt und Sie brauchen keine Lotion mehr.

1001-NACHT-SCHÖNHEITSBAD

Je 1 Handvoll Minze, Lavendel und Rosenblütenblätter in einen Stoffbeutel füllen und diesen zusammen mit einigen Tropfen Duftgeranienöl ins Badewasser geben. Augen schließen und mit den Gedanken ins Morgenland reisen.

Was immer in Hast erstellt,
ist vergebene Müh.

Arabisches Sprichwort

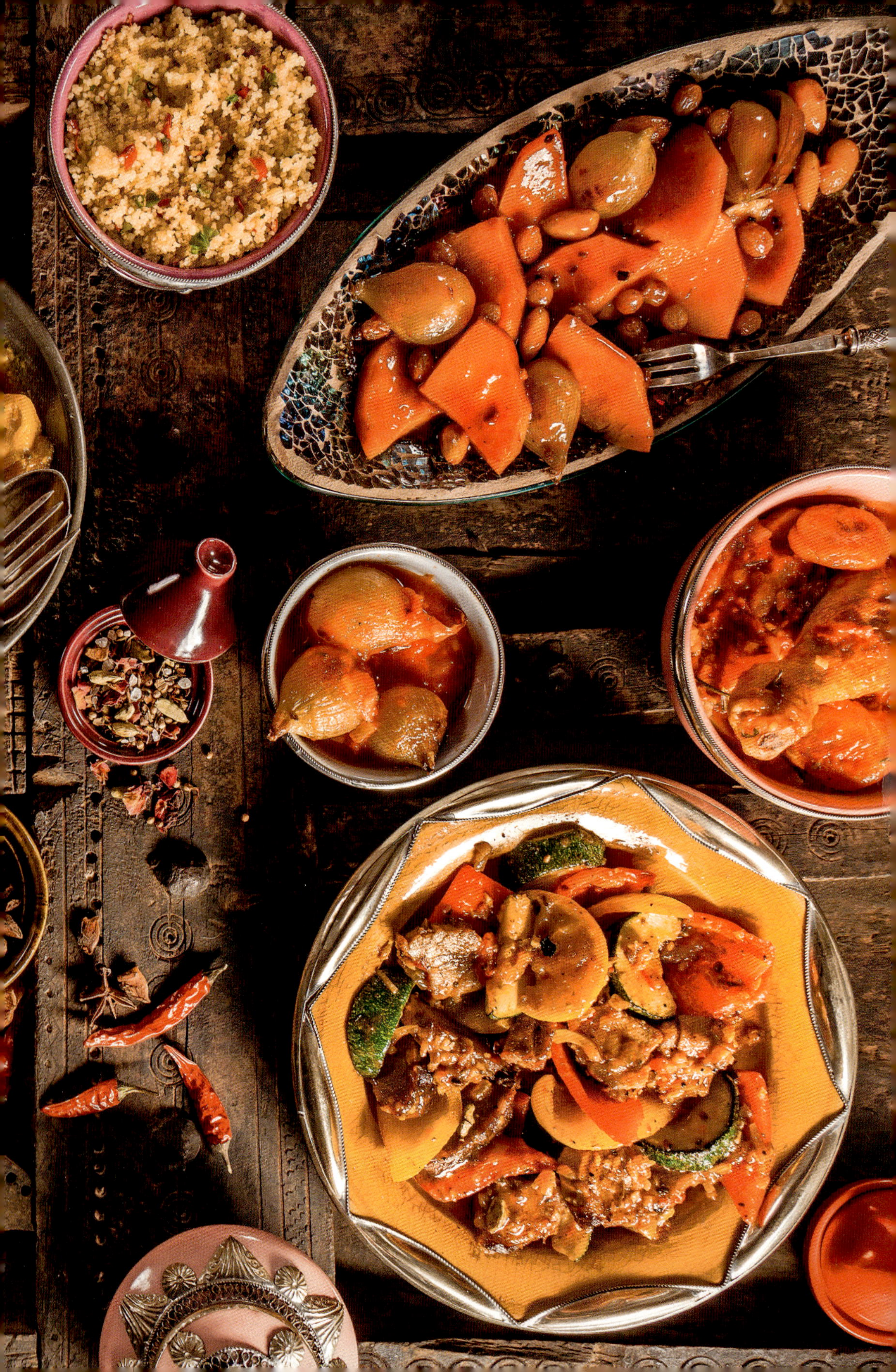

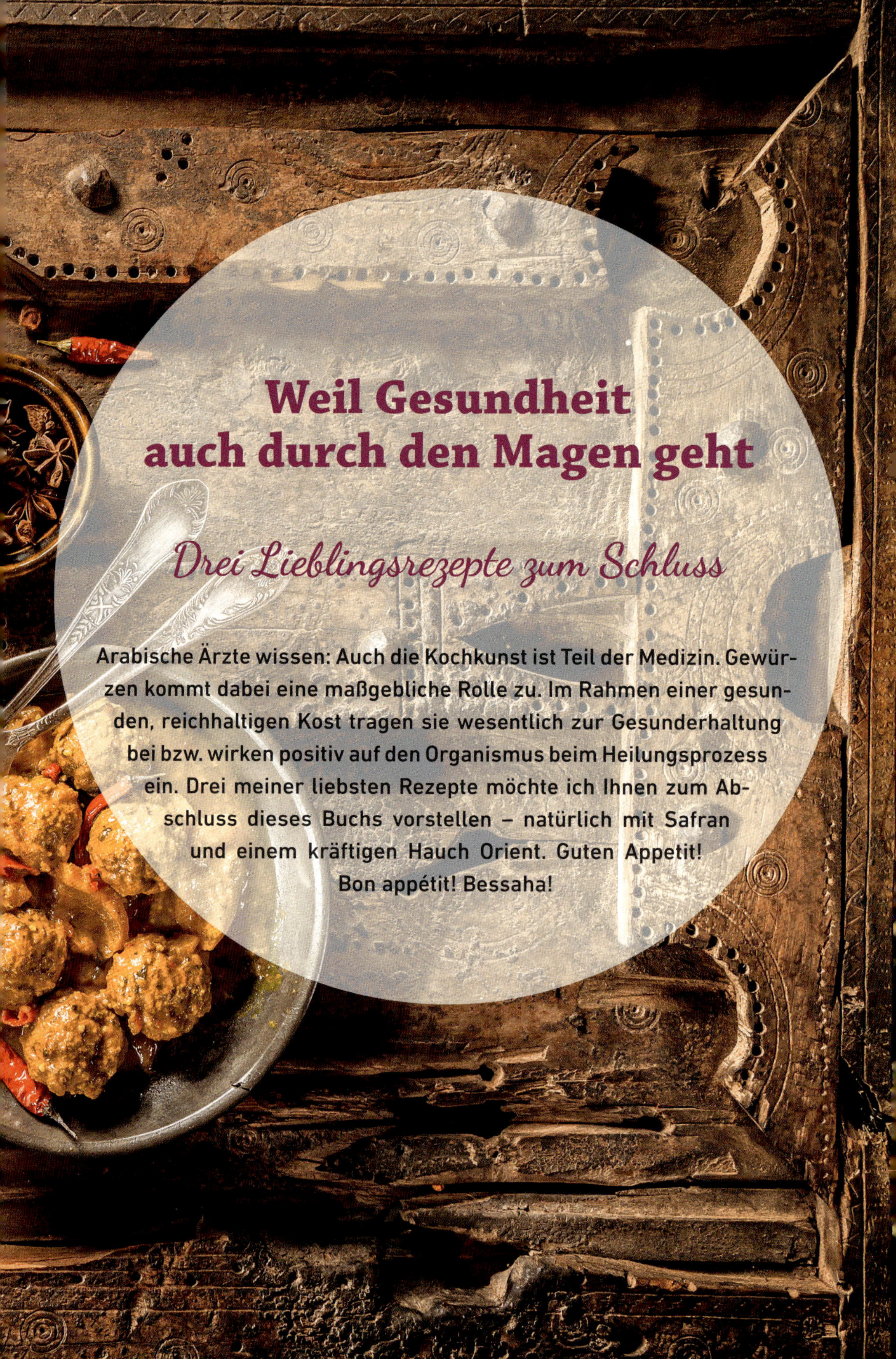

Weil Gesundheit auch durch den Magen geht

Drei Lieblingsrezepte zum Schluss

Arabische Ärzte wissen: Auch die Kochkunst ist Teil der Medizin. Gewürzen kommt dabei eine maßgebliche Rolle zu. Im Rahmen einer gesunden, reichhaltigen Kost tragen sie wesentlich zur Gesunderhaltung bei bzw. wirken positiv auf den Organismus beim Heilungsprozess ein. Drei meiner liebsten Rezepte möchte ich Ihnen zum Abschluss dieses Buchs vorstellen – natürlich mit Safran und einem kräftigen Hauch Orient. Guten Appetit! Bon appétit! Bessaha!

Safranrisotto

Für 4 Personen als Beilage oder 2 Personen als Hauptgericht

1 Zwiebel, fein gehackt
2 EL Butter
250 g Reis nach Wahl
Weißwein
750–1000 ml heiße Fleisch- oder Gemüsebrühe
evtl. etwas Salz
1 Prise Safranfäden
50 g Parmesan, frisch gerieben
100–200 ml Sahne nach Belieben

Die gehackte Zwiebel mit der Butter in einem Topf kurz andünsten. Den Reis zugeben, gut umrühren und vorsichtig glasig dünsten. Mit Weißwein ablöschen und kurz einkochen lassen.

Heiße Fleisch- oder Gemüsebrühe nach und nach zugeben, dabei alles zugedeckt leicht köcheln lassen und immer wieder umrühren, bis die Flüssigkeit aufgesogen ist. Abschmecken und je nach Brühe eventuell etwas Salz zufügen.

Die Safranfäden im Mörser zerstoßen und in 1 Esslöffel heißem Wasser unter Rühren auflösen. Zum Ende der Kochzeit zum Reis geben und gut vermischen. Zuletzt den Parmesan unterrühren.

Für die Luxus-Variante vor dem Servieren Sahne unter den Reis rühren.

Mein Tipp

Safranrisotto schmeckt auch am Folgetag noch herrlich – lediglich etwas heiße Milch oder Brühe und ein wenig Butter dazugeben und kurz aufwärmen.

Orientalische Gemüse-Tajine mit Dörrfrüchten und Sesam

Für 4 Personen
2 Zwiebeln
2 Tomaten
200 g Kartoffeln
200 g Karotten
200 g Zucchini
evtl. 1–2 Knoblauchzehen
1 Dose Kichererbsen (ca. 400 g)
1 EL getrockneter Thymian oder frische Zweiglein
etwas Zimt
1/2 TL Kurkuma
2 TL Paprika
etwas Olivenöl
Salz, grober Pfeffer
120 g entsteinte Dörrpflaumen oder Aprikosen
etwas Sesam

Die Tajine gut wässern oder einen Schmortopf verwenden. Den Ofen auf 180 Grad vorheizen.
Das Gemüse waschen, putzen und schneiden: Zwiebeln in Ringe, Tomaten in grobe Stücke, Kartoffeln in circa 1 cm dicke Scheiben, Karotten in circa 4 cm dicke Streifen, Zucchini in circa 6 cm dicke Streifen. Knoblauch (nach Belieben) abziehen und in Scheibchen schneiden. Kichererbsen abspülen und abtropfen lassen.
Die Zwiebeln in die Tajine geben. Das Gemüse darüber dekorativ aufschichten. Knoblauch, Kichererbsen und Gewürze darauf verteilen und etwas Olivenöl über das Ganze träufeln. Mit Salz und Pfeffer würzen. Das Gericht mit den Dörrpflaumen oder -aprikosen verzieren und Sesam darüberstreuen. Den Deckel aufsetzen und alles im heißen Ofen circa 50 Minuten schmoren lassen. Zwischendurch die Garzeit überprüfen und falls nötig etwas Waser dazugeben.

Wissenswert
Tajine heißt sowohl das Gericht als auch die klassische orientalische Tonform, in der es zubereitet wird.

Zimtorangen

Für 2–4 Personen
2 Bio-Orangen
Zimtpulver
Zucker nach Belieben

Die Orangen schälen und die weiße Haut der Früchte so gut wie möglich entfernen. Die Orangen in feine Scheiben schneiden und dekorativ auf einem großen Teller oder einer großen Schale anrichten. Etwas Zimt darüberstreuen und falls gewünscht ein wenig Zucker. Genießen – und die Sonne lacht!

Mein Tipp
Das schnelle und wunderbar aromatische Dessert mit etwas Orangen- oder Rosenblütenwasser beträufeln.

Bewirte einen Gast
drei Tage lang,
ehe du ihm Fragen stellst.

Arabisches Sprichwort

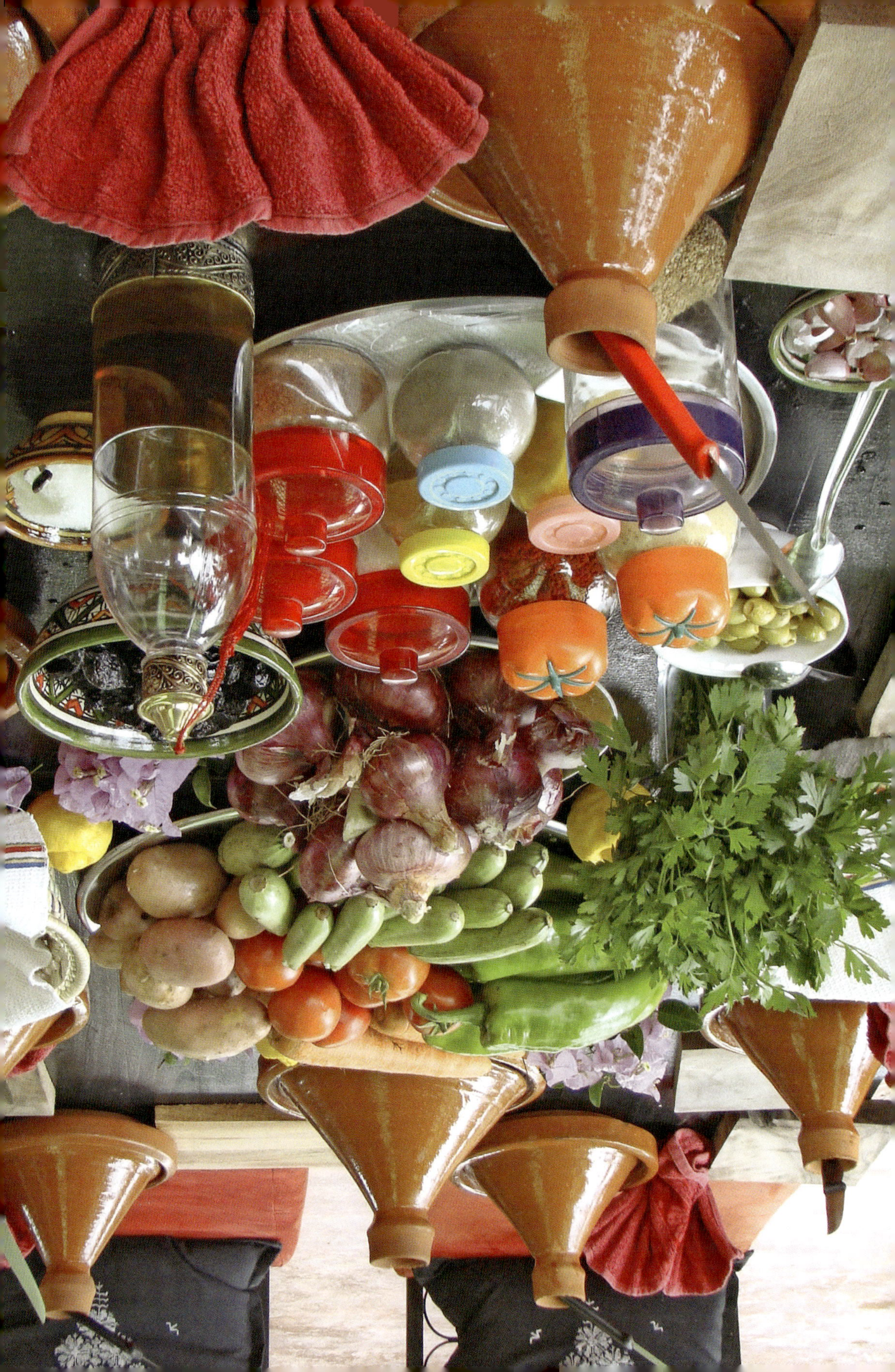

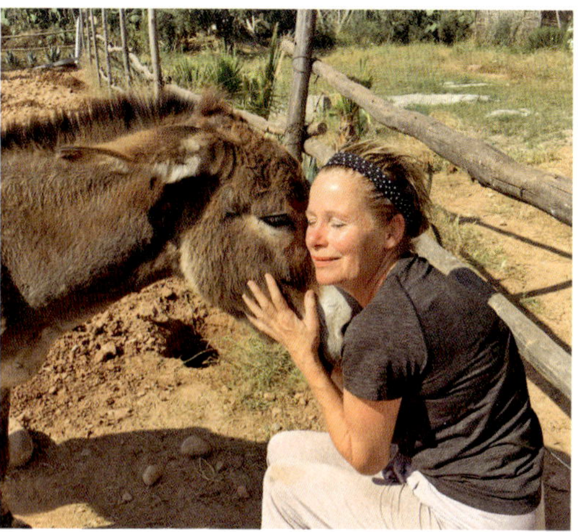

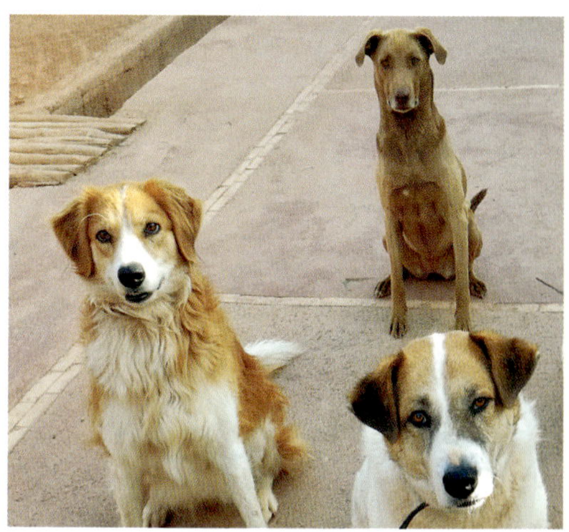

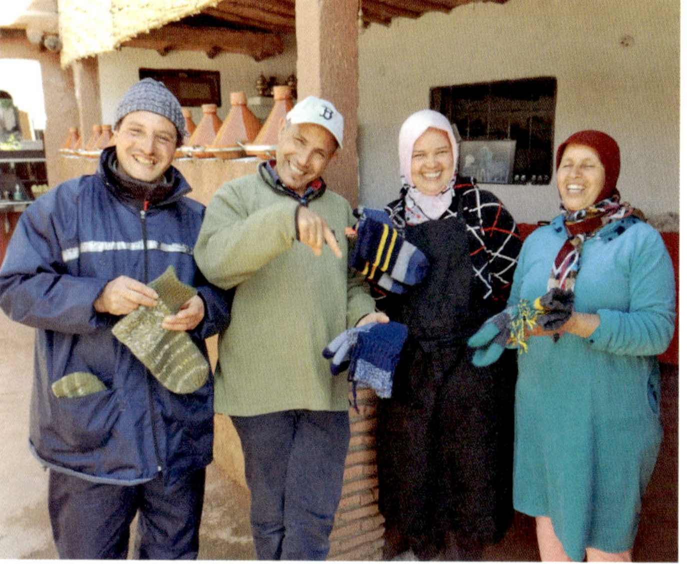

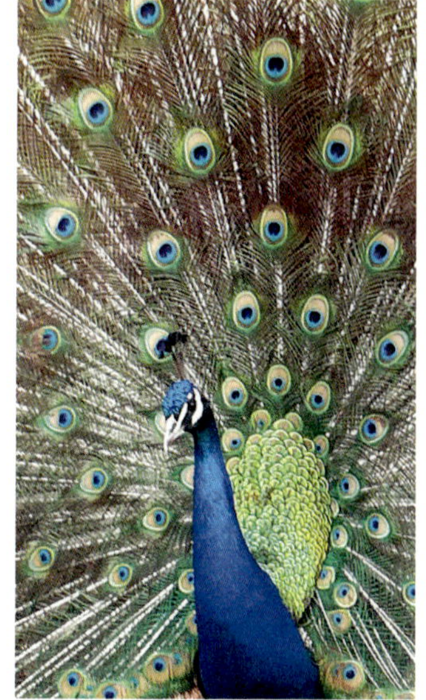

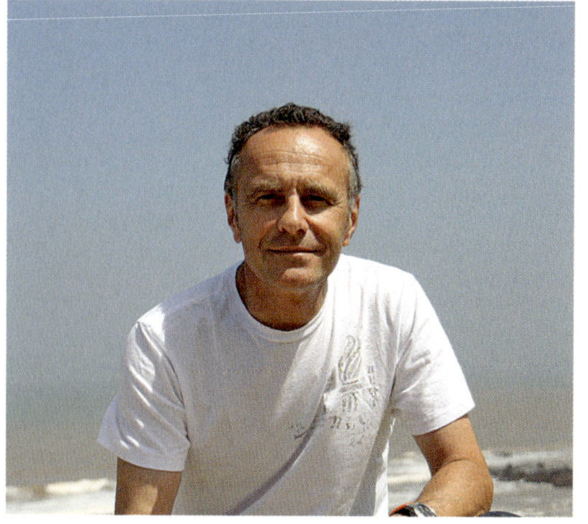

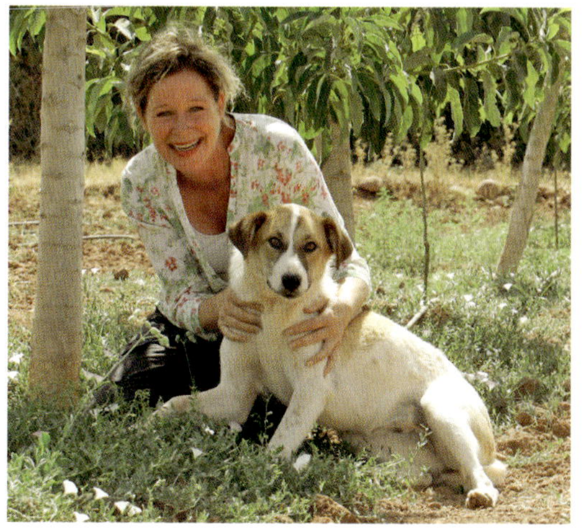

Danke!

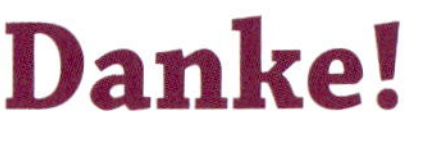

Liebe Leserinnen und Leser,

ich danke Ihnen sehr, dass ich meine Begeisterung für die Heilkraft des Orients mit Ihnen teilen durfte. Sie waren mein Gast in meinem Paradies, in dem ich jeden Tag mit ganzem Herzen genieße. Hier habe ich gefunden, was wir uns alle wünschen: Zufriedenheit, Dankbarkeit, Glück! – mit meinen Pflanzen, den vielen Tieren (sechs Eseln, 14 Hühnern, 21 Pfauen, zwei Katzen, vier Hunden, 30 Schildkröten und einer herrlichen Vogelschar), meinen wunderbaren Gästen und mit den Menschen, denen ich vertraue, die ich liebe und die mir geholfen haben, dass dieses Buch erscheinen kann.

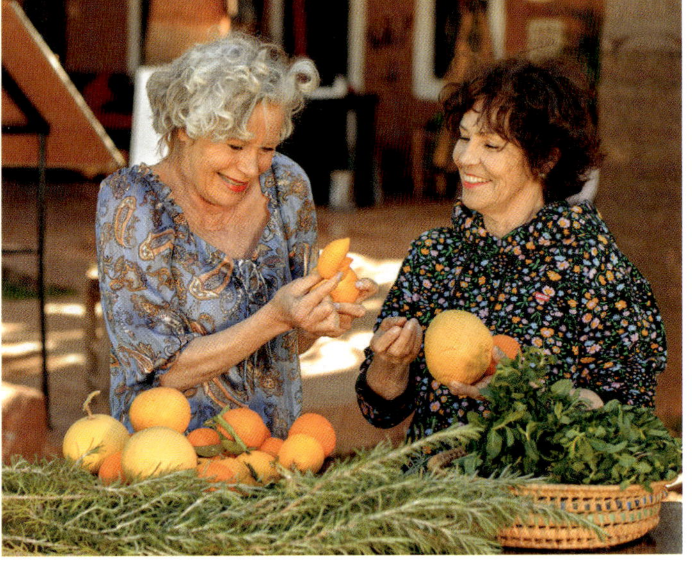

Auch danke ich Eros, meinem Ex-Mann, der trotz der Entfernung nach wie vor mein bester Freund geblieben ist.
Ebenfalls Sylvia, Besitzerin des Riad Basim in Marrakesch, Landsmännin und Freundin.
Außerdem meinem lieben Team Zahra, Aicha, Omar und Said.
Und nicht zuletzt natürlich Andrea, aus deren professioneller Unterstützung beim Entstehen meiner Bücher längst eine innige Freundschaft erwachsen ist.
Wenn Sie jetzt noch mehr über mich erfahren möchten, empfehle ich Ihnen *Die Safranfrau* – offen, ehrlich und schonungslos nehme ich Sie darin mit auf meinen garantiert nicht leichten, aber spannenden Weg aus der Sicherheit meines Schweizer Lebens in das Abenteuer Marokko. Zum Glück gibt es ja ein Happy End!
Mein Pflanzenglück können Sie sich auch ins Haus holen unter www.diesafranfrau.de und www.safranprofi.ch

Christine Ferrari

DIE SAFRANFRAU

Die wahre Geschichte einer Frau, die von den Berbern gelernt hat, einfach glücklich zu sein

»Die Berber sagen:
›Folge lächelnd deinem Herzen.‹
Und genau das tat ich.«

Mit Ende vierzig wagt Christine Ferrari einen mutigen Schritt: Sie verzichtet auf Karriere und Wohlstand und entflieht ihrem hektischen Alltag, um in Marokko ihr Glück zu finden. Dort taucht sie tief ein in die Kultur der Berber, die sie lehrt, was im Leben wirklich zählt – im Einklang mit sich und der Natur zu sein. Bald erkennt sie, was sie wirklich tun möchte: Safran kultivieren und Reisenden den Zauber Marokkos näherbringen. Sie gründet ihre eigene kleine Safranfarm und schafft den Sprung in ein neues Leben. Doch die Berber lehrten sie auch den Wert von -Familie, und als es darum geht, wo ihr demenz-kranker Vater seinen Lebensabend verbringt, trifft sie abermals eine beherzte Entscheidung.

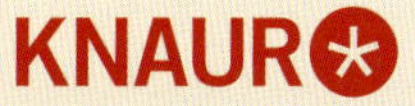

Dr. Markus Strauß

DIE WILDPFLANZEN-APOTHEKE

Essbare Pflanzen, die nähren und heilen

»Essbare Wildpflanzen –
die Geschenke der Natur vom Experten erklärt.«

Essbare Wildpflanzen sind die Superfoods vor unserer Tür. Sie stecken voller Vitalstoffe, egal, ob wir sie als pikantes Giersch-Bruschetta, gesunde Weißdorn-Herz-Kekse, vitalen Sanddorn-Smoothie, würziges Wildkräuter-Löwenzahn-Pesto, Hagebutten-Ketchup oder heilsamen Malven-Wohlfühltee genießen – sie bedeuten immer ein Plus an Lebensqualität. Und wir brauchen die essbaren Wildpflanzen möglichst nahe bei uns, in unserer direkten Umgebung.

Der Wildpflanzen-Experte und Bestsellerautor Markus Strauß stellt ein neues Praxisbuch vor. In der »Wildpflanzen-Apotheke« nennt er alle wichtigen Sammelstellen für die gängigen Wildpflanzen, die auf Feld, Wiese, Seeufer und im Gebüsch zu finden sind. Bei der Auswahl des Wildgemüses achtet er insbesondere auf dessen größten Nutzen für den Menschen, kurze Anfahrtswege und regionale Fundorte.

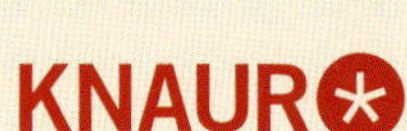